护理学实践能力训练教程

基础护理学
实训与学习指导

主编　张祎　马素丽

郑州大学出版社

图书在版编目(CIP)数据

基础护理学实训与学习指导 / 张祎，马素丽主编. — 郑州：郑州大学出版社，2022. 8
护理学实践能力训练教程
ISBN 978-7-5645-8720-8

Ⅰ. ①基…　Ⅱ. ①张…②马…　Ⅲ. ①护理学 - 教材　Ⅳ. ①R47

中国版本图书馆 CIP 数据核字(2022)第 087055 号

基础护理学实训与学习指导
JICHU HULIXUE SHIXUN YU XUEXI ZHIDAO

策划编辑	陈文静	封面设计	苏永生
责任编辑	吕笑娟	版式设计	凌　青
责任校对	张　楠	责任监制	凌　青　李瑞卿
出版发行	郑州大学出版社	地　址	郑州市大学路 40 号(450052)
出 版 人	孙保营	网　址	http://www.zzup.cn
经　销	全国新华书店	发行电话	0371-66966070
印　刷	广东虎彩云印刷有限公司		
开　本	787 mm×1 092 mm　1 / 16		
印　张	12	字　数	286 千字
版　次	2022 年 8 月第 1 版	印　次	2022 年 8 月第 1 次印刷
书　号	ISBN 978-7-5645-8720-8	定　价	38.00 元

编委会

主　审　吴玉红(平顶山学院第一附属医院护理部)

主　编　张　祎(平顶山学院医学院)

马素丽(平顶山学院医学院)

副主编　王继红(平顶山学院医学院)

刘玉华(平顶山学院医学院)

编　者　(以姓氏笔画排序)

卫晓娅(平顶山学院医学院)

王璋琳(平顶山学院医学院)

李宗林(郑州大学第一附属医院)

袁凤娟(平顶山学院医学院)

前　言

《基础护理学》是护理学专业课程体系中最基本、最重要的课程之一，是护生学习临床护理专业课的必备前期课程，为临床各专科护理提供了必要的基础知识和基本技能。本课程主要从概念、程序和实践的角度介绍护理专业的基础理论、基本知识和基本技能。通过对知识、技能以及人文关怀理念的整合，重点培养学生关怀和照顾患者的综合能力，同时也注重培养学生良好的职业道德和职业情感。

本教材内容包括基本生活护理技术、医疗环境与安全技术、常用诊疗技术、药物治疗护理技术、危重患者的护理技术等30余项基本护理技术。较之传统的实训指导，本书在编写内容和格式方面做出了相应创新。首先，以案例教学为导向，设置情境为培养学生临床思维和综合分析问题、处理问题的能力奠定基础；其次，增加了人文素养的要求及考核，引领学生关注服务对象本身，加深人文关怀素养；再次，依据国家相关标准及规范对相应实训操作内容适当修订，以适应教学需要，弥补了教材内容设置的不足，在每项操作后都添加与操作相关的测试题促进学生将专业知识与实践技能相融合；最后，设置了知识拓展板块，涵盖与护理实践相关的操作进展、发明专利、历史故事等素材，丰富了教材内容，拓宽了学生视野，引导学生的科学思维和创新精神，使课堂学习与自主学习相结合，为护理专业在校生的技能训练和临床护理实践提供参考。

由于编者知识水平有限，书中难免存在错误和不足，恳请各位师生使用时随时指正，使之日臻完善。

编者

2022 年 6 月

目　录

第一部分　设计性实训

第二部分　综合性实训

第一部分

设计性实训

实训一

铺床法

一、备用床

【实例与思考】

患者王某，女性，22 岁，阑尾炎术后 6 d，病情平稳。医嘱：明日 8:00 出院。患者出院后应该铺什么床？铺此种床的目的是什么？

【目的】

保持病室整洁，准备接收新患者。

【准备】

1. 环境准备　病室内无患者进行治疗或进餐，清洁、通风等。
2. 护士准备　着装整洁、修剪指甲、洗手、戴口罩。
3. 用物准备　（以被套法为例）床、床垫、床褥、棉胎或毛毯、枕芯、大单、被套、枕套。

【操作流程】

见表 1-1。

表 1-1　铺备用床操作流程

操作步骤	要点说明
1. 准备	护士：着装整洁、洗手、戴口罩 备扫床车 用物：上层备被褥、棉胎、枕芯、大单、被套、枕套、手消毒凝胶；下层备扫床刷、一次性扫床巾；按取用顺序放置大单、被套、棉胎、枕套、枕芯
2. 评估	评估床单位设备是否完好无损 评估床上用物是否洁净、齐全 环境：周围无患者治疗或进餐
3. 移开桌椅	推车至床旁，移动床旁桌，离床约 20 cm，移床旁椅至床尾正中，离床架 15 cm
4. 翻垫	横向或纵向翻转床褥，上缘紧靠床头，扫床垫
5. 展大单	置大单于床的正中处，中线与床中线对齐，分别向床头、床尾展开
6. 包四角	按先床头、后床尾、再中间（必要时），先近侧后远侧的顺序铺好 4 个床角

续表 1-1

操作步骤	要点说明
7. 套被套	按要求打开被套,开口端朝床尾 将棉胎呈“S”形套入其中,对好两个上角,两边纵向展开铺平,系带
8. 折被筒	按要求折两侧被筒平床沿或空 1 拳,被头距床头 15 cm,被尾向内整齐折叠
9. 套枕套	在床旁椅上或床尾处将枕芯套入枕套,四角充实,平放于床头中间,枕套开口处背门
10. 移回桌椅	将桌椅移回原位 洗手

【注意事项】

1. 注意床单位整齐、美观、平整、无皱褶。
2. 患者进食或治疗时暂停铺床。
3. 注意节力,正确运用人体力学原理减少不必要的体力支出。
4. 铺床前要检查床的各部位有无损坏,若有则应修好后再用。
5. 被头充实,盖被平整,枕套开口背门。

【评分标准】

见表 1-2。

表 1-2　铺备用床评分标准

项目	内容	分值	扣分标准	扣分
操作准备(20 分)	护士准备:着装整洁,操作前后洗手(剪指甲),戴口罩、帽子,步履轻捷	5	一项不符合要求扣 2 分,未洗手扣 3 分	
	物品准备:床、床垫、床褥、棉胎或毛毯、枕芯、清洁的大单、被套、枕套各 1 个,护理车	10	用物少一件扣 1 分	
	环境准备:病房内无治疗操作、进食等	5	环境未准备扣 5 分	

续表 1-2

项目	内容	分值	扣分标准	扣分
技能操作（60分）	将用物按顺序放于护理车上，推车至病床旁	3	用物未按顺序放扣3分	
	移开床旁桌距床20 cm左右，移椅至床尾正中处距床15 cm左右	4	未移开床旁桌、床桌椅各扣2分	
	检查床，根据需要翻转床垫	4	未翻转床垫扣4分	
	铺床褥：将床褥齐床头平放于床垫上，将对折处下拉至床尾，铺平床褥	3	未铺床褥扣3分	
	铺大单： (1)将大单横、纵中线对齐床面横、纵中线放于床褥上，同时向床头、床尾一次打开 (2)将近侧大单向近侧下拉散开，将对侧大单向对侧散开 (3)铺大单床头：护士移至床头将大单散开平铺于床头 (4)铺近侧床头角：右手托起床垫一角，左手伸过床头中线将大单折入床垫下，扶持床头角 (5)做角：右手将大单边缘提起使大单侧看呈等边三角形平铺于床面，将位于床头侧方的大单塞于床垫下，再将床面上的大单下拉于床缘 (6)护士移至床尾，同步骤(3)～(5) (7)护士移至床中间处，两手下拉大单中部边缘，塞于床垫下 (8)护士移至床对侧，同步骤(3)～(7)铺对侧大单	18	大单正面未朝上扣5分 中线未对齐，偏差3 cm以上扣2分，偏差3 cm以内扣1分 一个方角不美观扣1分 其他一项不符合扣2分 操作程序不合格扣5分	
	铺棉被或毛毯： (1)将被套横、纵中线对齐床面横、纵中线放于大单上，向床头侧打开被套，使被套上端距床头15 cm，再向床尾侧打开被套并拉平 (2)将近侧被套向近侧下拉散开，将对侧被套向对侧散开，将被套尾部开口端的上层打开至1/3处 (3)将棉胎放于被套尾端开口处 (4)套被套：拉棉胎上缘中部至被套被头中部，充实远、近侧棉胎角于被套顶角处，展开，平铺于被套内 (5)护士移至床尾中间处，一只手持被套下层底边中点、棉胎底边中点、被套上层底边中点于一点，另一只手展平一侧棉胎；两只手交换，展平另一侧棉胎，拉平盖被 (6)系好被套尾端开口处系带 (7)折被筒：护士移至左侧床头，平齐远侧床缘内折远侧盖被，再平齐近侧床缘内折近侧盖被 (8)护士移至床尾中间处，将盖被两侧平齐两侧床缘内折成被筒状 (9)于床两侧分别将盖被尾端塞于床垫下	18	被套正面未朝上扣5分 中线未对齐，偏差3 cm以上扣2分，偏差3 cm以内扣1分 被套尾端未系带扣3分 盖被两侧与床缘不平齐扣3分 其他一项不符合扣2分 操作程序不合格扣5分	
	套枕套： (1)于床尾处套枕套于枕芯外，四角充实 (2)轻拍枕头，平放于床头，开口处背门	4	枕角一只不饱满扣1分，开口放置错误扣2分	
	移回床旁桌、床旁椅	4	未将床旁桌、椅搬回原处各扣2分	
	洗手	2	未洗手扣2分	

续表 1-2

项目	内容	分值	扣分标准	扣分
总体评价（20分）	操作熟练，省时、省力	10	操作不熟练扣5分，未注意节力原则扣5分	
	床单位平整、舒适、美观	3	未达到要求扣3分	
	底单中缝与床中线对齐；四角方正、平整、紧扎；被头充实、盖被平整，两边内折对称	7	一项不符合要求扣1分	

【测一测】

1. 铺备用床时不必考虑的一项是（　　）
A. 评估同室病友有无进餐、治疗或换药
B. 按便于操作的原则折叠好各类用物
C. 按使用先后摆放好各单
D. 核对床号、姓名
E. 扫净床上渣屑

2. 铺备用床的目的主要为（　　）
A. 预防并发症
B. 暂离床患者使用
C. 为使被褥不被血液污染
D. 准备接收新患者
E. 麻醉术后患者使用

3. 铺备用床（被套式）的操作方法错误的是（　　）
A. 移开床旁桌，距病床 20 cm
B. 床旁椅放在床尾正中，距床尾 15 cm
C. 对齐中线铺大单，先铺床头再铺床尾
D. 棉胎套上被套铺成被筒，尾端塞入床垫下
E. 套上枕套，开口处向门放置

【知识拓展】

儿童智能病床设计

（马素丽）

二、暂空床

【实例与思考】

患者,女性,30 岁,因慢性胆囊炎住院治疗。今早患者去做 B 超检查。请问病区护士应如何为患者整理床单位?

【目的】

1. 供新住院患者或暂时离床患者使用。
2. 保持病室整洁。

【评估】

1. 患者　患者是否可以暂时离床活动或外出检查。
2. 环境　病室内有无患者进行治疗或进餐。

【准备】

1. 环境准备　清洁、通风等。
2. 护士准备　着装整洁、修剪指甲、洗手、戴口罩。
3. 用物准备　按备用床准备用物,必要时备橡胶单、中单。

【操作流程】

见表 1-3。

表 1-3　铺暂空床操作流程

操作步骤	要点说明
1. 评估解释	评估环境(安静、整洁、舒适、安全),告知患者操作目的、配合方法及注意事项 协助患者上洗手间
2. 用物准备	准备用物,按从下至上顺序放于晨间护理车上:枕芯、枕套、棉胎、被套、大单、床褥 洗手,戴口罩
3. 开窗检查	携用物至床旁,打开门窗,检查床是否完好,摇平床头及床尾
4. 移开桌椅	移开床旁桌,距床约 20 cm,移开床旁椅至床尾正中,距床约 15 cm
5. 翻扫床垫	用纵翻法或横翻法翻转床垫,自床头至床尾清扫床垫,将床褥铺于床垫上
6. 铺单折角	取大单放于床的正中处,分别向床头、床尾、近侧、对侧展开,铺近侧床头,同法铺对侧大单
7. 酌情铺单	根据病情需要铺一次性医用垫单:将一次性治疗巾放于床上,上缘距床头 45 ~ 50 cm,中线与床中线平齐,边缘下垂部分拉紧平整地塞入床垫下,转至对侧,同法拉紧治疗巾 如无一次性医用垫单,可改用橡胶中单和中单:将橡胶中单放于床上,上缘距床头 45 ~ 50 cm,中线与床中线平齐,取中单以同法铺在橡胶中单上,两单边缘下垂部分一起拉紧平整地塞入床垫下,转至对侧,同法拉紧治疗巾

续表 1-3

操作步骤	要点说明
8. 套被折齐	"S"式： 将被套端齐床头放置，被套纵中线与床纵中线对齐，分别向床尾、近侧、对侧展开。将被套开口端的上层约 1/3 部分打开，将折好的棉胎置于被套开口处，底边与被套开口边平齐，将棉胎上缘中部拉至被套封口处，棉胎上端与被套封口紧贴，将竖折的棉胎向两边展开，与被套平齐，对好两上角，盖被的上缘平齐床头至床尾，逐层拉平盖被，系带。将盖被的两侧向内折与床沿平齐，折成被筒，将盖被尾端向内折叠齐床尾或塞于床垫下，将盖被头端向内折 1/4，扇形三折于床尾，并使各层平齐 改备用床为暂空床时，可直接将盖被头端向内折 1/4，扇形三折于床尾即可
	卷筒式： 被套正面向内折叠，将棉胎平铺于被套上，上缘与被套封口边齐。将棉胎与被套上层一并自床尾卷至床头，将棉胎上端与被套封口紧贴，将棉胎与被套一起翻转，自床头向床尾展开、拉平、系带，折成被筒。将盖被尾端向内折叠齐床尾或塞于床垫下，将盖被头端向内折 1/4、扇形三折于床尾，并使各层平齐 改备用床为暂空床时，可直接将盖被头端向内折 1/4，扇形三折于床尾即可
9. 套枕放平	于床尾处或晨间护理车上套枕套，系带，整理枕头，放平于床头，枕头开口处背门
10. 桌椅归位	移回床旁桌椅，保持床单位整洁美观
11. 整理记录	收拾用物，消毒液喷手，推治疗车回治疗室，收拾用物（大单、被套、枕套统一清洗、消毒，消毒液擦拭治疗车），洗手，摘口罩

【注意事项】

1. 同备用床。
2. 用物符合患者病情需要。
3. 患者上床、下床方便。

【评分标准】

见表 1-4。

表 1-4　铺暂空床评分标准

项目	内容	分值	扣分标准	扣分
操作准备（20 分）	评估：新入院患者的病情（有无大小便失禁、有无伤口及渗出）、诊断，或住院患者的病情是否可以暂时离床	3	未评估扣 3 分，少一项扣 1 分	
	床基有无损坏、是否符合要求	2	未评估扣 2 分，评估不全面扣 1 分	
	护士准备：洗手、戴口罩	3	缺一项扣 2 分，一项不规范扣 1 分	
	服装符合要求	2	服装不符合要求扣 2 分	

续表 1-4

项目	内容	分值	扣分标准	扣分
操作准备（20 分）	用物准备：枕芯、枕套、棉胎、被套、中单、大单、床褥置于护理车上，床刷及床刷套放于清洁桶内置于护理车下，医用垃圾袋 用物折叠正确、摆放有序	8	用物少一项扣 2 分，补备一项扣 1 分，大单、被套、中单折叠不正确各扣 2 分，放置顺序不正确扣 2 分	
	环境准备：周围无患者治疗和进餐	2	未准备扣 2 分，准备不全扣 1 分	
技能操作（65 分）	核对床号、姓名	2	未做到扣 2 分	
	移开床旁桌距床旁约 20 cm	2	未做到扣 2 分，距离不正确扣 1 分	
	移开床旁椅距床尾正中约 15 cm	2	未做到扣 2 分，距离不正确扣 1 分	
	移用物至床尾椅	2	未做到扣 2 分	
	翻转床垫，再次检查床基	2	一项未做到扣 1 分	
	湿扫床垫	2	未做到扣 2 分，湿扫不全面扣 1 分	
	铺床褥齐床头	2	未做到扣 2 分，不规范扣 1 分	
	铺大单：放置正面向上，中线对齐床中线	4	一项未做到扣 2 分	
	床头、床尾铺平拉紧	6	未做到扣 1 ~ 6 分	
	折角手法正确，角平、紧	6	折角不正确扣 5 分，不平整扣 3 分	
	铺中单、橡胶单：按需铺橡胶单和中单，位置正确	3	未做到扣 3 分，位置不正确扣 2 分	
	铺法正确	2	未做到扣 2 分	
	铺被套：放置正确，对齐中线	4	一项未做到扣 2 分	
	头端不虚，距床头 15 cm	3	一项未做到扣 2 分	
	被套内外平整，系带正确	4	一项未做到扣 2 分	
	被筒两侧与床沿平齐	3	未做到扣 3 分	
	被尾塞入垫下或内折与床尾平齐，将盖被三折于床尾	3	一项未做到扣 2 分	
	套枕套：角充实、平整	2	未做到扣 2 分	
	开口背门平放于床头	2	未做到扣 2 分	
	移回床旁桌	2	未做到扣 2 分	
	移回床旁椅	2	未做到扣 2 分	
	整理用物、洗手、脱口罩	5	用物处理不正确扣 3 分，未洗手、脱口罩扣 2 分	
总体评价（15 分）	动作熟练、轻稳、省力，时间<7 min	10	动作不熟练扣 5 分，超时 1 min 扣 2 分	
	床单位平整	5	未做到扣 1 ~ 5 分	

【测一测】

1. 在铺暂空床的操作中,符合节力原则的是(   )

A. 操作前备齐用物按顺序放置

B. 操作中使用腕部力量

C. 铺床角时两脚并列站齐

D. 塞中单时身体保持站立位

E. 铺大单时身体尽量远离床边

2. 铺暂空床的目的是(   )

A. 保持病室整洁,准备患者住院

B. 保持床单位整洁,患者舒适

C. 作为临时机动床

D. 供暂离床活动的患者或新入院的患者使用

E. 供术后患者使用

(马素丽)

三、麻醉床

【实例与思考】

患者郑某,男性,35 岁,不慎从 3 m 高处坠下,右侧头部着地,当即昏迷,由他人急送医院救治。入院 1 h 后患者逐渐清醒,现再次昏迷,右侧瞳孔先缩小后扩大,对光反射消失,CT 扫描提示右颅顶硬脑膜外血肿,现已送往手术室。应为其准备什么床单位?

【目的】

1. 便于接收和护理麻醉手术后的患者。

2. 使患者安全、舒适,预防并发症。

3. 避免床上用物被污染,便于更换。

【评估】

1. 患者　患者诊断、病情、手术和麻醉方式、术后需要的抢救或治疗物品。

2. 环境　病室内有无患者进行治疗或进餐。

【准备】

1. 环境准备　病室内无患者进行治疗或进餐,清洁、通风等。

2. 护士准备　着装整洁、修剪指甲、洗手、戴口罩。

3. 用物准备

(1)床上用物:床垫、床褥、棉胎或毛毯、枕芯、大单、中单、橡胶单、被套、枕套。

(2)麻醉护理盘:治疗巾内物品有开口器、舌钳、通气导管、牙垫、治疗碗、氧气导管或鼻塞管、吸痰导管、棉签、压舌板、平镊、纱布。治疗巾外物品有手电筒、心电监护仪、血压计、听诊器、治疗巾、弯盘、胶布、护理记录单、笔、输液架等。

【操作流程】

见表1–5。

表1–5 铺麻醉床操作流程

操作步骤	要点说明
1. 患者准备	评估患者麻醉方式、手术部位
2. 环境准备	病室内无患者治疗或进餐
3. 用物准备	检查床、床垫完整性 用物准备齐全，物品折叠规范、整齐，放置顺序正确
4. 护士准备	修剪指甲、洗手(七步洗手法至少15 s)、戴口罩
5. 铺床褥、大单、中单	翻转床垫
	对齐中线，齐床头铺平床褥
	正面向上铺大单，中缝与床的中线对齐，先铺床头、后铺床尾，铺好床角，将大单塞于床垫下
	将两条中单铺于床上，边缘塞入床垫下
	转至对侧，先铺床头、后铺床尾，铺好床角，将大单塞于床垫下，将两条中单边缘塞入床垫下
	大单及中单平、整、紧，中线正
6. 套被套	被套正面向外，齐中线齐床头平铺于床上
	拉开尾端开口上层1/3
	将“S”形折叠的棉胎放入开口处，拉棉胎上端至被套封口处对齐铺平
	套好被套，棉胎平整，系好系带
	被头平床头，被子边缘向内折与床沿齐，被子尾端与床尾齐，被筒平整无皱褶
	盖被呈扇形三折于距门远侧之床沿，边缘整齐，内外无皱褶
7. 套枕套	于床尾套好枕套，使枕套四角充实
	系好系带
	枕套开口背门，横立于床头
8. 协助整理	移回床旁桌，床尾椅放在门的远侧床边
	洗手

【注意事项】

1. 同备用床。
2. 护理术后患者的用物齐全，患者能及时得到抢救和护理。

【评分标准】

见表1–6。

表 1-6　铺麻醉床评分标准

项目	内容	分值	扣分标准	扣分
操作准备(15 分)	护士准备:衣帽整洁,修剪指甲	2	一项不符合要求扣 1 分	
	用物准备:护理车、床垫、床褥、棉被或毛毯、枕芯、枕套、被套、大单、无菌盘、开口器、胶布、手电筒、血压计、听诊器、护理记录单、笔、橡胶单和中单各两条、舌钳子、压舌板、牙垫、镊子、治疗碗、吸氧管、纱布、吸痰管、弯盘、棉签 必要时备:吸痰器、氧气筒、胃肠减压器、输液架、热水袋加布套	8	缺一件扣 1 分,一件不符合要求扣 0.5 分	
	评估:①床单位是否安全、清洁、消毒。②同病室内有无患者进行治疗或进餐。③向同室患者及家属说明目的,做好解释	5	未评估一项扣 1 分,未说明目的、未解释各扣 1 分	
技能操作(70 分)	将用物按顺序放于护理车上,推车至病床旁	3	用物未按顺序放扣 3 分	
	移开床旁桌距床 20 cm 左右,移椅至床尾正中处距床 15 cm 左右	4	未移开床旁桌、床旁椅各扣 2 分	
	检查床,根据需要翻转床垫	4	未翻转床垫扣 4 分	
	铺床褥:将床褥齐床头平放于床垫上,将对折处下拉至床尾,铺平床褥	3	未铺床垫扣 3 分	
	铺大单: (1)将大单横、纵中线对齐床面横、纵中线放于床褥上,同时向床头、床尾一次打开 (2)将近侧大单向近侧下拉散开,将对侧大单向对侧散开 (3)铺大单床头:护士移至床头将大单散开平铺于床头 (4)铺近侧床头角:右手托起床垫一角,左手伸过床头中线将大单折入床垫下,扶持床头角 (5)做角:右手将大单边缘提起使大单侧看呈等边三角形平铺于床面,将位于床头侧方的大单塞于床垫下,再将床面上的大单下拉于床缘 (6)护士移至床尾,同步骤(3)~(5) (7)护士移至床中间处,两只手下拉大单中部边缘,塞于床垫下 (8)护士移至床对侧,同步骤(3)~(7)铺对侧大单 (9)铺中单及橡胶单距床头 45~50 cm,中线对齐,边缘塞于床垫下 (10)齐床头铺另一条中单及橡胶单,中线对齐,下缘压在中部中单上,绕至对侧,相同方法逐层铺好各单	21	大单正面未朝上扣 5 分 中线未对齐,偏差 3 cm 以上扣 2 分,偏差 3 cm 以内扣 1 分 一个方角不美观扣 1 分 胶单中单未齐床头、不平整、中线未对齐各扣 1 分 其他一项不符合扣 2 分 操作程序不合格扣 5 分	

续表 1-6

项目	内容	分值	扣分标准	扣分
技能操作（70 分）	铺棉被或毛毯： (1)将被套横、纵中线对齐床面横、纵中线放于大单上，向床头侧打开被套，使被套上端距床头 15 cm，再向床尾侧打开被套，并拉平 (2)将近侧被套向近侧下拉散开，将对侧被套向对侧散开将被套尾部开口端的上层打开至 1/3 处 (3)将棉胎放于被套尾端开口处 (4)套被套：拉棉胎上缘中部至被套被头中部，充实远、近侧棉胎角于被套顶角处，展开，平铺于被套内 (5)护士移至床尾中间处，一只手持被套下层底边中点、棉胎底边中点、被套上层底边中点于一点，另一只手展平一侧棉胎；两只手交换，展平另一侧棉胎，拉平盖被 (6)系好被套尾端开口处系带 (7)折被筒：护士移至左侧床头，平齐远侧床缘内折远侧盖被，再平齐近侧床缘内折近侧盖被 (8)护士移至床尾中间处，将盖被两侧平齐两侧床缘内折成被筒状 (9)被尾向上折叠与床尾齐，近门侧盖被向背门侧呈扇形三折叠于对侧床边，开口处向门	25	被套正面未朝上扣 5 分，中线未对齐，偏差 3 cm 以上扣 2 分，偏差 3 cm 以内扣 1 分 被套尾端未系带扣 3 分 盖被两侧与床缘不平齐扣 3 分 扇形折叠不对、开口方向不对各扣 2 分 其他一项不符合扣 2 分 操作程序不合格扣 5 分	
	套枕套：四角充实，枕头横立于床头，开口背门放置	4	一项不符合要求扣 1 分	
	移回床头桌，床尾椅放在不妨碍移患者处	2	一项不符合要求扣 1 分	
	麻醉护理盘放于床旁桌上，其他物品按照需要放置	2	一项不符合要求扣 1 分	
	洗手	2	未洗手扣 2 分	
总体评价（15 分）	动作熟练、轻稳、省力，时间<7 min	10	动作不熟练扣 5 分，超时 1 min 扣 2 分	
	床单位平整	5	未做到扣 1 ~ 5 分	

【测一测】

1. 不属于麻醉护理盘内的准备物品是（　　）

A. 氧气导管

B. 血压计

C. 导尿管

D. 吸痰导管

E. 听诊器

2. 病床中部需铺设中单时，其上端距床头的距离是（　　）

A. 35 ~ 40 cm

B. 40 ~ 45 cm

C. 45 ~ 50 cm

D. 50 ~ 55 cm

E. 55 ~ 60 cm

3. 患者,男性,55 岁,行阑尾切除术。病区护士为其准备床单位不正确的做法是(　　)

A. 更换大单、被套和枕套

B. 盖被三折于床尾

C. 枕头横立于床头并固定

D. 椅子放于接收患者对侧床尾

E. 床中部和床头铺橡胶单及中单

【知识拓展】

精神科患者麻醉术后保护床

（马素丽）

四、卧有患者床整理

【实例与思考】

患者张某,女性,80 岁,因心力衰竭住院。护士如何为患者进行床单位的晨间护理?

【目的】

使床平整、舒适,预防压疮及坠积性肺炎,保持病室的整洁美观。

【评估】

1. 患者　患者病情是否适宜此操作。

2. 环境　病室内有无患者进行治疗或进餐。

【准备】

1. 环境准备　室内温湿度适宜、光线充足、安静、整洁。

2. 护士准备　着装整洁、修剪指甲、洗手、戴口罩。

3. 用物准备　床刷、毛巾袋套或扫床巾。为防止交叉感染,采用一床一消毒巾湿扫法。

【操作流程】

见表 1–7。

表 1–7　卧有患者床整理操作流程

操作步骤	要点说明
1. 评估解释	评估病室环境及患者病情，向患者解释操作的目的、方法及配合事项
2. 准备	洗手、戴口罩
	备齐用物
3. 移开桌椅	推车至床旁，移动床旁桌，离床约 20 cm，移床旁椅至床尾正中，离床架 15 cm，松开床尾盖被
4. 协助侧卧	将枕头移向对侧，协助患者翻身侧卧，背向护士
5. 扫床	松开近侧各层大单、中单，取床刷并套上两层床刷套，用一面扫净中单、橡皮中单后搭在患者身上；用另一面自床头向床尾扫净大单上碎屑，将污床刷套取下，将各单逐层拉平铺好
	将枕头移向近侧，协助患者翻身侧卧于扫净一侧；转至对侧，同上法逐层扫净各单，拉平，铺好
6. 折被筒	帮助患者平卧，整理盖被，将棉胎与被套拉平，折成被筒，为患者盖好，被尾向内折叠，平齐床尾
7. 拍松枕头	取出枕头，轻轻拍松；协助患者枕好，取舒适卧位
8. 移回桌椅	将桌椅移回原位
9. 整理用物	整理用物，洗手、脱口罩

【注意事项】

1. 同备用床。
2. 患者感觉舒适、安全，必要时使用床挡，以防止变换体位时患者坠床。
3. 与患者进行有效沟通，满足患者身心需要。

【评分标准】

见表 1–8。

表 1–8　卧有患者床整理评分标准

项目	内容	分值	扣分标准	扣分
操作准备（10 分）	仪表端庄	3		
	操作前洗手，戴口罩	2	少一项扣 1 分	
	用物齐全，摆放有序，便于操作	5		

续表 1-8

项目	内容	分值	扣分标准	扣分
技能操作（75 分）	将用物携至患者床旁，核对床头卡及腕带信息	2		
	向患者解释，取得合作	3		
	关闭门窗	2		
	移开床旁桌、椅，病情许可放平床头、床尾支架	3	一项不合格扣 1 分	
	松开床尾盖被，协助患者侧卧，背向护士	5	翻身方法不正确扣 3 分	
	松开近侧各层被单，从床头拆向床尾	3		
	取床刷扫净中单、橡胶单，分别搭在患者身上	5	未扫净或过中线扣 2 分	
	从床头至床尾扫净大单	5		
	将大单、橡胶单、中单逐层拉平铺好	5	一层未拉平铺好扣 2 分	
	协助患者翻身卧于扫净的一侧	5	刷子污染面向下扣 3 分	
	转至对侧同法扫净，拉平铺好	20		
	协助患者取舒适卧位，整理盖被	6		
	取下枕头拍松，放于患者头下	2	一项不符合要求扣 1 分	
	根据患者病情，支起床上支架	2		
	床旁桌、椅归还原位	2		
	整理用物，洗手	2		
	终末处置，洗手（流动水洗手）	3		
总体评价（15 分）	操作有序，动作轻稳，患者安全	5		
	关心患者，沟通有效	5		
	扫床方法正确，床单位整洁美观	5		

【测一测】

患者，男性，48 岁，胃大部切除术后。护士为其整理床单位时不正确的做法是（　　）

A. 酌情关闭门窗

B. 病情许可，放平床头、床尾支架

C. 松开近侧各层被单，扫净中单后搭在患者身上

D. 自床尾向床头扫净大单

E. 取下枕头，拍松放于舒适位置

【知识拓展】

病床高度对帕金森病患者下床过程的生物力学影响

（马素丽）

五、卧有患者床更换床单

【实例与思考】

患者李某，男性，65 岁，因肺部感染入院 1 周。患者神志清楚，体温 39 ℃，自觉乏力。给予药物降温后出汗多，病号服潮湿。如何为患者更换床单？

【目的】

1. 保持患者的清洁，使患者感觉舒适。

2. 预防压疮等并发症的发生。

【评估】

1. 患者　患者病情、意识状态、活动能力、配合程度。

2. 环境　病室内有无患者进行治疗或进餐。

【准备】

1. 环境准备　病室内无患者进行治疗或进餐，酌情关闭门窗，按季节调节室内温度。必要时用屏风遮挡患者。

2. 护士准备　着装整洁、修剪指甲、洗手、戴口罩。

3. 用物准备　大单、中单、被套、枕套、床刷及床刷套，需要时备清洁衣裤。将准备好的用物叠放整齐并按使用顺序放于护理车上。

【操作流程】

见表 1-9。

表 1-9　卧有患者床更换床单操作流程

操作步骤	要点说明
1. 患者准备	评估患者状况，解释该项操作的相关事项，征得患者同意使之愿意合作
	询问是否需要使用便器
2. 环境准备	评估环境：病室内无患者治疗或进餐
	酌情关闭门窗
3. 用物准备	用物准备齐全，物品折叠规范、整齐，放置顺序正确，置于治疗车上，摆放合理美观
4. 护士准备	修剪指甲、洗手、戴口罩
5. 核对解释	携用物至病床旁，核对患者信息
	做好解释工作
6. 移开床旁桌椅	移开床旁桌，距床边 20 cm；床旁椅移至床尾中间处，距床尾 15 cm
	将清洁各单放于床尾椅上
7. 松被扫单	松开床尾盖被，酌情拉起对侧床挡
	协助患者翻身侧卧，枕头移向对侧
	松开近侧各层床单
	将污中单向上卷塞于患者身下
	扫净橡胶单并搭于患者身上
	将污大单向上卷塞于患者身下
	采用湿式方法扫净褥垫
8. 铺近侧单	将清洁大单中线与床中线对齐展开
	将对侧半幅大单向下(内)卷塞于患者身下
	近侧半幅按床头、床尾、中部的顺序先后拉紧铺好，塞于床垫下，表面平整、无皱褶
	大单包斜角，手法规范，四角平整，无松散
	放平橡胶单，铺中单
	对侧半幅中单塞于患者身下
	近侧中单同橡胶单一并拉紧塞于床垫下，表面平整、无皱褶
9. 改变卧位	移枕至近侧
	协助患者翻身侧卧于清洁一侧
	酌情拉起近侧床挡，放下对侧床挡

续表 1-9

操作步骤	要点说明
10. 铺对侧单	松开对侧各层床单
	将污中单向上卷,取出放污物袋内
	扫净橡胶单搭于患者身上
	将污大单向上卷从患者身下取出,放污物袋内
	采用湿式方法扫净床褥
	自患者身下将清洁大单展开铺好,表面平整、紧实、无皱褶
	大单包角手法规范,四角平整,无松散
	铺好橡胶单与中单一并拉紧塞于床垫下,表面平整、无皱褶
11. 患者仰卧	移枕于床正中,协助患者平卧
12. 更换被套	松开被筒,解开被套系带
	取出毛毯
	取清洁被套,铺于患者身上,较少暴露患者
	一只手伸入清洁被套内,抓住被套和毛毯上端一角,翻转清洁被套,同法翻转另一角
	整理被头端,向下拉平毛毯和被套,毛毯平整,同时撤污被套,放污物袋内
	系好被套系带
	将被折成筒状,被筒对称,两边与床沿齐,被尾整齐,中线正,内外无皱褶
13. 更换枕套	取出枕芯,换枕套,整理枕头,四角充实
	枕套开口背门,放于患者头下
14. 协助整理	协助患者取舒适卧位,移回床旁桌椅,整理床单位
	洗手

【注意事项】

1. 同备用床。
2. 注意扫净患者身下及枕下的渣屑。
3. 注意观察患者的面色、呼吸,询问患者有无不适。
4. 注意检查患者皮肤受压状况。
5. 污单不可以直接落地,以减少污染。
6. 棉胎不接触污被套外面,更换时为患者保暖。
7. 更换床单时注意患者安全,必要时拉起对侧保护床栏。
8. 更换床单前,协助患者松开各种导管;更换床单后,协助患者妥善安置导管,并保持通畅。

【评分标准】

见表 1-10。

表 1-10　卧有患者床更换床单评分标准

项目	内容	分值	扣分标准	扣分
操作准备（10 分）	护士准备:衣帽整洁、修剪指甲	2		
	用物准备:护理车、清洁大单、中单、被套、枕套、床刷、洗手液、扫床巾、污衣袋,需要时备清洁衣裤和便盆	8	少一项扣 1 分	
健康评估（10 分）	患者:病情、意识状态、病损部位、活动能力、配合程度等	8	一项未做扣 4 分	
	病室环境:周围患者无治疗或进餐	2		
技能操作（70 分）	洗手,戴口罩	2	一项未做扣 1 分	
	按顺序将用物摆放到护理车上	2		
	推车至床旁,核对患者,解释操作目的、方法及配合事项,酌情关闭门窗。询问患者有何需要,协助患者解决	10	未核对扣 3 分,未解释扣 3 分	
	移开床旁桌距床 20 cm,移开床尾椅,护理车放于床尾正中	2	一项未做扣 1 分	
	病情许可时,放平床头和床尾支架	1		
	松开床尾盖被,安排妥当各种引流管,协助患者两只手放在胸腹部,两腿屈曲,将患者枕头移向对侧	2		
	一只手扶患者肩部,另一只手紧扶膝部,轻推患者转向对侧侧卧,背向护士,遮盖好患者	2	方法不对扣 1 分	
	从床头至床尾松开近侧各层床单,将中单污染面向内卷至患者身下	2	方法不对各扣 1 分	
	扫净橡胶单上的渣屑,然后将橡胶单搭于患者身上,将大单卷塞于患者身下,从床头至床尾扫净床褥	4	橡胶单未扫扣 2 分,大单卷法不对扣 1 分,床褥未扫净扣 1 分	
	铺清洁大单,将大单横、纵中线对齐床横、纵中线,将大单分别向床头、床尾散开,将靠近护士一侧大单向近侧下拉散开,将清洁大单对侧一半大单正面向内卷,塞入患者身下,按铺床法铺好近侧大单,放下橡胶单	6	床角不紧扣 2 分,大单卷法不对扣 2 分,不平整扣 2 分	
	铺清洁中单于橡胶单上,近侧部分下拉至床缘,卷对侧中单于患者身下,将近侧橡胶单、中单塞入床垫下铺好	2	卷法不对扣 1 分,铺不平整扣 1 分	
	协助患者平卧,将患者枕头移向近侧,再翻身,面向护士	2		
	护士转向对侧	1		

续表 1-10

项目	内容	分值	扣分标准	扣分
技能操作（70分）	从床头至床尾松开近侧各层床单，取出污中单放在床尾扫床车的污物袋内	2		
	扫净橡胶单上的渣屑，然后将橡胶单搭于患者身上	2		
	取下污大单放于扫床车的污物袋内	2		
	从床头至床尾扫净床褥	2	方法不对扣2分	
	取下床刷套，放于扫床车的污物袋内，床刷放回扫床车	2		
	同法铺好各层床单	2	方法不对扣2分	
	协助患者仰卧	1		
	解开被套尾端系带，从开口处将棉胎一侧纵行向上折叠1/3，同法折叠对侧棉胎	2	未折叠扣1分	
	手持棉胎前端呈“S”形折叠拉出，放在椅子上	2	不符合要求扣2分	
	将清洁被套正面向外平铺在污被套上	2	方法不对扣2分	
	同备用床法套好被套后，取出污被套放入污物袋内	2	方法不对扣2分	
	整理盖被，折成被筒，为患者盖好，床尾多余的盖被塞于床垫下	2	不符合要求扣2分	
	一只手托住患者头部，另一只手将枕头撤出，取下枕套，置于扫床车污物袋内	2		
	套好枕套，拍松枕头，置于患者头下	1		
	按需支起床头或床尾支架，协助患者取舒适的卧位	2		
	床旁桌椅移回原处	1		
	开窗通风换气，观察病情，询问需要	1		
	整理用物，将污单送洗	1		
	洗手	1		
总体评价（10分）	1. 操作有序，动作轻稳，患者安全 2. 关心患者，沟通有效 3. 扫床方法正确，床单位整洁美观	10		

【测一测】

1. 为卧床患者更换完一侧床单时错误的做法是(　　)

A. 移开床旁桌距床 20 cm，床旁椅置于床尾正中距床 15 cm

B. 移枕的同时协助患者翻身，背向护理员侧卧

C. 铺清洁大单中线对齐，1/2 卷入患者身下，先铺近侧床头，再铺床尾

D. 放平橡胶单，铺清洁中单，中线对齐，然后一起塞于垫下，协助患者平卧

E. 将撤下的各单放在地上

2. 为卧床患者更换完一侧床单时,将枕头及患者移向(　　)

A. 近侧

B. 中间

C. 对侧

D. 同侧

E. 后侧

3. 为尿失禁卧床的患者更换床单时,下列操作不正确的是(　　)

A. 固定尿管,将引流袋先移至床的远侧

B. 使患者靠近护士,协助其翻身侧卧

C. 清扫床垫,勿遗漏患者的肩下和臀下

D. 铺好一侧,使患者平卧,再翻身至床的近侧

E. 包好床单四边,铺橡胶单和中单

【知识拓展】

家庭病床

(马素丽)

实训二　无菌技术

【实例与思考】

患者赵某，男性，37 岁，前臂刀切割伤经急诊缝合处理，3 d 后来医院门诊换药。如何完成无菌治疗盘(换药盘)的用物准备？

【目的】

预防医院感染。

【准备】

1. 环境准备　环境清洁、宽敞，操作台清洁、干燥，无菌操作前半小时停止清扫工作，减少走动，避免尘埃飞扬。

2. 护士准备　着装整洁、修剪指甲、洗手、戴口罩。

3. 用物准备　无菌持物钳及浸泡容器、无菌缸、无菌治疗巾、无菌包、无菌手套、无菌溶液、弯盘、治疗盘、铺盘卡、3M 胶带、灭菌指示卡、消毒液、棉签、启瓶器、纱布、签字笔、胸表、操作台。

【操作流程】

见表 2-1。

表 2-1　无菌技术操作流程

操作步骤	要点说明
1. 准备	护士、物品、环境准备
2. 无菌持物钳的使用	检查无菌包，取下包外 3M 消毒条，打开无菌持物钳容器包，取出无菌持物缸，在取下的 3M 消毒条上书写开启时间及责任者贴于无菌缸外壁
3. 铺无菌盘法(单层铺巾法)	检查无菌包，打开无菌包，用无菌持物钳夹取一块治疗巾放治疗盘内，未污染的剩余治疗巾按原折痕包好。捏住治疗巾上层两角外面打开，双折铺于盘上，扇形折叠打开，放无菌物品。双手捏、翻折治疗巾两个角的外面向下覆盖，覆盖时将各边缘对整齐，将开口处向上折两次，两侧边缘分别向下折一次，露出治疗盘边缘，治疗盘即备好待用。注明开包、铺盘时间及责任者
4. 无菌碗的使用法	检查无菌包，打开包，扭转放无菌碗于治疗盘内，整理包布
5. 取用无菌溶液法	核对瓶签，检查溶液瓶口及溶液，拉开输液瓶拉环盖，注射器抽取溶液，将溶液推入无菌碗内，消毒瓶口并贴瓶口贴或用无菌纱布盖好，注明开瓶时间及责任者

续表 2-1

操作步骤	要点说明
6. 无菌容器的使用法	检查无菌容器,打开容器,盖的内面朝上,持无菌容器时手指不可触及容器的边缘及内面,用无菌持物钳取出无菌物品,将容器盖严
7. 戴、脱无菌手套法	戴手套:检查手套的号码、有效期及包装袋有无潮湿、破损,打开手套袋,两只手同时掀开手套开口处,分别捏住两只手套的翻折部分,取出手套,将两只手套五指对准,先戴一只手,再以戴好手套的手指插入另一只手套的反折面内,同法戴好,调整手套位置
	脱手套:一只手捏住另一只手的手套口翻转脱下,已脱手套的手伸入另一只手套内将其脱下,将手套的里面翻套在外面,将用过的手套放医用垃圾袋内以备处理

【注意事项】

1. 无菌包用质厚、致密、未脱脂的双层纯棉布制成。包外应标明包的名称及灭菌日期,有效期一般为 7 d。

2. 无菌包如潮湿、破损、超过有效期不可使用,需重新灭菌。

3. 打开无菌包时,手不可触及包布内面。

4. 如使用一次性无菌包,其有效期以包上标注时间为准,打开前核对物品名称及灭菌日期,检查包装是否完整、有无漏气,打开时从包装的撕裂口处撕开,暴露物品后,根据物品的种类用手或无菌持物钳取出。

5. 取放持物钳时不能让持物钳触及容器口缘;持物钳不能在空气中暴露过久,以免污染。

6. 不可用无菌持物钳夹取油纱布,防止油粘于钳端而影响消毒效果;不可用持物钳消毒皮肤以防持物钳被污染。

7. 远距离使用无菌持物钳应将持物钳和容器一同移至操作处。

8. 使用无菌容器过程中,手指不可触及容器口和盖的边缘及内面。

9. 取出无菌物品时,不可触及容器口的边缘,并应立即将盖盖严,避免容器内无菌物品在空气中暴露过久。

10. 打开溶液瓶时,手不可触及瓶口及瓶塞内面,防止瓶塞被污染;倒溶液时勿将瓶签沾湿,瓶口不可接触其他物品。

11. 不可将物品伸入无菌溶液瓶内蘸取溶液,已倒出的溶液不可再倒回瓶内。

12. 已开启的溶液瓶,一次未用完时,倒后立即盖好瓶塞,注明开瓶日期、时间、签名,瓶内的溶液在 24 h 内有效。

13. 一次性封口的无菌溶液一经打开,即使未用完也不可再用。

14. 铺盘时手不可触无菌巾内面,保持物品无菌。

15. 准备好的无菌盘若没有立即使用,应注明铺盘时间,4 h 内有效。

16. 戴手套前要修剪指甲,以防刺破手套。

17. 戴手套时要防止手套外面(无菌面)接触任何非无菌物品。

18. 已戴手套的手不可触及未戴手套的手及另一只手套的内面（非无菌面）；未戴手套的手不可触及手套的外面。

19. 如手套有破损，立即更换，戴好手套的手应始终保持在腰部以上、视线范围以内。

20. 如手套有血迹或严重污染时，应在消毒液中清洗，勿使手套污染面接触皮肤。

【评分标准】

见表2-2。

表2-2 无菌技术评分标准

项目	内容	分值	扣分标准	扣分
操作准备（10分）	护士准备：仪表端庄、着装整洁、不戴装饰品、无长指甲、洗手、戴口罩、戴（圆）帽子、配表	3	着装不符合要求扣1分，未洗手、戴口罩扣2分	
	环境准备：清洁、宽敞，操作前半小时应停止卫生清扫，减少人员走动，消毒抹布清洁操作台面及治疗盘	3		
	用物准备齐全：无菌持物钳及筒、无菌包Ⅰ（内有2块治疗巾）、无菌包Ⅱ（内有治疗碗1个）、无菌缸、无菌溶液（外用0.9%氯化钠）、无菌手套、清洁治疗盘、弯盘、笔、标签、消毒抹布、污物桶2个（医疗垃圾、非医疗垃圾）、器械回收箱	4		
技能操作（78分）	将用物妥善摆放，取治疗盘于清洁、干燥台面上	2	一项未做扣1分	
	取无菌持物钳包并检查名称，包布有无松动、破损、潮湿，无菌指示胶带是否变色及其有效期	2	一项未做扣1分	
	打开无菌持物钳包，检查包内指示卡变色是否均匀，按照无菌原则取出持物钳筒及持物钳置于治疗台面上	3	未检查指示卡扣1分，违反无菌原则扣2分	
	持物钳筒标明打开日期及时间（干式钳及筒每4 h更换1次）	2	未做扣2分	
	取无菌包Ⅰ并检查名称，包布有无松动、破损、潮湿，无菌指示胶带是否变色及其有效期	2	一项未做扣1分	
	将无菌包Ⅰ放于清洁、平坦、干燥处，用手依次打开无菌包Ⅰ包布的对侧，左、右及近侧，检查包内指示卡变色是否均匀	5	未检查指示卡扣1分，污染一处扣1分	
	用无菌持物钳夹取治疗巾，将治疗巾放于治疗盘内	2		
	包内有剩余物品，按原折痕依次包好包布近侧，左、右侧及对侧	2		
	贴上标签并注明无菌包Ⅰ的开包日期、时间、开包者及包内剩余物品和数量，其有效时间为24 h	2	未做扣2分	
	双手捏住无菌巾一边外面两角，轻轻抖开，双折铺于治疗盘上，上层扇形折叠，开口边向外	2	一项不符合要求扣1分	
	同法打开无菌包Ⅱ，置治疗碗于已铺好的治疗巾内	8	污染一处扣1分，掉地上扣5分	

续表 2-2

项目	内容	分值	扣分标准	扣分
技能操作（78 分）	取无菌缸并检查无菌指示胶带是否变色及有效期，打开缸盖，用无菌持物钳夹取无菌纱布置于治疗碗内	2	一项未做扣 1 分	
	盖好无菌缸，并注明无菌缸的开包日期、时间及开包者，其有效时间为 24 h	2	一项未做扣 1 分	
	核对瓶签及有效期，检查瓶盖有无松动，挤压瓶身检查有无漏水、漏气，对光检查溶液质量（包括有无沉淀、结晶、变色、絮状物等）	4	一项未做扣 1 分	
	启开外盖，用拇指、示指拧开内塞（手勿触及瓶口边缘），手握标签，倒出少量溶液冲洗瓶口，再由原处倒出适量溶液至治疗碗内	4	一项不符合要求扣 1 分	
	及时盖好瓶塞，注明开瓶日期及时间，已打开的溶液有效期为 24 h	2	一项未做扣 1 分	
	展开扇形折叠层，盖住物品，上下层边缘对齐，开口处向上反折 2 次，两侧边缘向下反折 1 次后备用	4	一项不符合要求扣 1 分	
	注明铺盘日期、时间，并注明无菌盘内物品及铺盘者，无菌盘有效时间为 4 h	2	未口述有效期扣 1 分	
	选择号码合适的手套，检查灭菌日期、包装是否完好、有无漏气等	2	一项未做扣 1 分	
	打开无菌盘反折边，上层扇形折叠，开口边向外	2	一项不符合要求扣 1 分	
	打开手套外包装，放于清洁、平坦、干燥处，掀开手套内包装，捏住手套的翻折部分（手套内面），向前提取手套，后退两步，留出宽敞的操作空间，核对手套左右，对准五指戴上，再用戴好无菌手套的手插入另一只手套翻折内面（手套外面），戴上手套，翻手套边，扣套在衣袖外面，进行无菌操作（若为有粉手套，需用无菌盐水洗净粉后方可进行无菌操作）	10	一项不符合要求扣 2 分	
	无菌操作结束，脱手套：一只手捏住另一只手套腕部外面，翻转脱下，再以脱下手套的手插入另一只手套内，将其往下翻转脱下	4	一项不符合要求扣 2 分	
	整理用物，生活垃圾与医疗垃圾分开处置	4		
	用消毒抹布清洁治疗盘及操作台	2		
	洗手，记录	2		
总体评价（12 分）	操作熟练，程序正确	2		
	操作符合无菌操作原则，无菌观念强	10		

【测一测】

1. 经过高压灭菌的无菌包，在未被污染的情况下有效期为(　　)

A. 2 h

B. 4 h

C. 12 h

D. 24 h

E. 7 d

2. 使用无菌持物钳的正确方法是(　　)

A. 门诊换药室的无菌持物钳应每周消毒 1 次

B. 可以夹取任何无菌物品

C. 持物钳前端不可触及容器口缘

D. 到远处取物速去速回

E. 始终保持钳端向上，不可跨越无菌区

3. 无菌盘的使用方法不正确的是(　　)

A. 治疗盘要清洁、干燥

B. 无菌巾的内面应保持无菌

C. 无菌巾一次用后即取下消毒灭菌

D. 未用过的无菌巾一旦受潮应晾干再用

E. 铺好的无菌盘有效期为 4 h

4. 取用无菌溶液时，先倒出少量溶液是为了(　　)

A. 检查溶液有无浑浊

B. 检查溶液有无污染

C. 冲洗无菌容器

D. 检查溶液的颜色

E. 冲洗瓶口

5. 戴无菌手套的正确方法是(　　)

A. 戴手套前，不一定要洗手，但一定要修剪指甲

B. 未戴手套的手可触及手套的外面

C. 已戴手套的手可触及另一只手套的内面

D. 戴手套前，先检查手套的号码和有效期

E. 戴好手套后两只手应置于胸部以上水平

6. 某护士参加医院组织的无菌技术操作考核，无菌物品准备中不符合要求的是(　　)

A. 无菌持物钳，开启时间在 4 h 以内

B. 无菌治疗巾包，未开启，灭菌时间在 7 d 内

C. 无菌敷料缸，已开启，时间在 72 h 内

D. 一次性无菌手套，包装完好，灭菌时间在半年以内

E. 无菌贮槽，已开启，时间在 24 h 以内

7. 某护士为患者行导尿术时发现手套破损,应该(　　)
A. 用无菌纱布将破损处包裹好
B. 用无菌治疗巾包裹手指操作
C. 立即更换无菌手套
D. 再套上一双新的无菌手套
E. 用乙醇棉球擦拭破损处

【知识拓展】

“手卫生之父”——伊格纳兹·塞麦尔维斯

（马素丽）

实训三

隔离技术

【实例与思考】

患者杨某,男性,36 岁,因长期持续低热、日渐消瘦等症状到医院住院治疗,诊断为艾滋病。对患者应采取哪些隔离措施?

【目的】

保护工作人员和患者,防止病原微生物播散,避免交叉感染。

【准备】

1. 环境准备　环境清洁、宽敞。
2. 护士准备　着装整洁、修剪指甲、取下手表;卷袖过肘,洗手。
3. 用物准备　隔离衣 1 件、刷手及泡手设备、手消毒液。

【操作流程】

见表 3-1。

表 3-1　隔离技术操作流程

操作步骤	要点说明
穿隔离衣 穿隔离衣可用以下口诀概括: 右提衣领穿左手,再伸右臂齐上抖 系好领扣扎袖口,折襟系腰半屈肘	准备用物,护士着装整洁,洗手
	戴好口罩及帽子,取下手表,卷袖过肘
	手持衣领取下隔离衣,清洁面朝自己,将衣领两端向外折齐,对齐肩缝,露出袖子内口
	右手持衣领,左手伸入袖内,右手将衣领向后拉,使左手套入后露出,换左手持衣领,右手伸入袖内,举双手将袖抖上
	两只手持衣领,由领子中央顺着边缘向后将领扣扣好,再扎好袖口
	将隔离衣一边约在腰下 5 cm 处渐向前拉,直到见边缘则捏住,同法捏住另一侧边缘,然后双手在背后将边缘对齐,向一侧折叠,一只手按住折叠处,另一只手松腰带活结将其拉至背后压住折叠处,将腰带在背后交叉,回到前面系好
脱隔离衣 脱隔离衣可用以下口诀概括: 松开腰带解袖口,套塞双袖消毒手 解开领扣退双袖,对肩折领挂衣钩	解开腰带,在前面打一活结,解开两袖口,在肘部将部分袖子套塞入袖内,便于消毒双手
	消毒清洗双手后,解开领扣,右手伸入左手肘部套袖内,拉下袖子过手,用遮盖着的左手握住右手隔离衣袖子的外面,将右侧袖子拉下,双手转换渐从袖管中退出
	用左手自衣内握住双肩肩缝撤右手,再用右手握住衣领外面反折,脱出左手
	左手握住领子,右手将隔离衣两边对齐挂在衣钩上,不再穿的隔离衣脱下清洁面向外,卷好投入污染袋中,脱清洁隔离衣时应使清洁面朝外,衣领及衣边卷至中央,弃衣后消毒双手

【注意事项】

1. 应注意区分隔离衣的清洁区、污染区，在穿、脱隔离衣的过程中注意手的状态是清洁的还是污染的，清洁的手在接触污染区之前只能接触隔离衣的清洁区；如果污染了，就不能再接触隔离衣的清洁区。

2. 不再穿的隔离衣脱下后，若挂在半污染区，隔离衣的清洁面向外；若挂在污染区，则污染面朝外。

3. 隔离衣长短合适，需完全遮盖内面工作服，并完好无损；隔离衣应该每日更换，如有破损、潮湿应立即更换。

4. 穿隔离衣前应准备好操作中所需物品。

5. 穿隔离衣后，只限在规定区域内活动，不得进入清洁区。

【评分标准】

见表3-2。

表3-2 隔离技术评分标准

项目	内容	分值	扣分标准	扣分
操作准备（5分）	服装整洁，换圆顶帽，卷袖过肘，洗手，戴口罩	5	一项不符合要求扣2分	
健康评估（15分）	患者：按病种选择隔离方法	5		
	用物：隔离衣、挂衣架、消毒手设备、擦手巾、避污纸	5	用物缺一件扣2分，一项不符合要求扣2分	
	环境：整洁、光线充足、宽敞	5	环境不符合要求扣3分	
技能操作（70分）	穿隔离衣： 手持衣领取下隔离衣，将衣领两端向外折齐，清洁面朝向操作者，露出袖子内口	10	取下隔离衣时方法不正确扣2分 一侧袖口未露出扣3分	
	右手持衣领，左手伸入袖内，右手将衣领向后拉，使左手露出，换左手持衣领，右手伸入袖内穿上	5	一处污染扣2分	
	两只手持衣领中央，顺着领边向后将领系好，再扎好袖口	5	未对齐领口扣1分 系领口污染扣2分	
	解开腰带，将隔离衣一边约在腰下5 cm处渐向前拉，直至触到边缘后用手捏住，同法捏住另一侧边缘，然后双手在背后将两边对齐，向一侧折叠，按住折叠处，如有扣子要扣好，将腰带在背后交叉，回到前面系好	10	系过袖口后，手触及清洁处扣3分 衣后开口处未对齐、边缘折叠不当各扣2分 开口处折叠时手触及边缘扣2分 系带时带子尾端触及下摆内面或地面扣3分 顺序颠倒扣5分，未扣扣子扣1分	

续表 3-2

项目	内容	分值	扣分标准	扣分
技能操作（70 分）	脱隔离衣： 解开腰带，解扣子，在前面打一活结，解开两袖口，在肘部将部分袖子塞入工作服袖内，尽量暴露双手前臂	12	塞衣袖时污染衣袖内口扣 2 分 衣袖套塞不合格扣 3 分	
	先浸泡消毒双手 正确用七步洗手法清洗双手 流动水下彻底冲洗，用毛巾擦干	12	未消毒洗手扣 5 分 洗手顺序不正确扣 3 分	
	解开领扣，右手伸入左手肘部套袖内，拉下袖子过手，用遮盖着的左手握住右手隔离衣袖子的外面，将右侧袖子拉下，双手转换渐从袖管中退出	5	已刷过的手又被污染扣 3 分	
	两只手在袖内使袖子对齐，双臂退出至衣肩	3	领子倒下污染扣 2 分	
	左手握住领子，右手将隔离衣两边对齐挂在衣钩上（半污染区清洁面向外，污染区清洁面向内），不再穿的隔离衣脱下清洁面向外，卷好投入污染袋中，消毒双手	8	未对齐衣襟扣 3 分 隔离衣朝向错误扣 5 分 挂隔离衣时污染护士服或清洁面扣 5 分 未洗手扣 5 分	
总体评价（10 分）	操作熟练，步骤正确，是否污染清洁区	10	不熟练扣 2 ~ 5 分	

【测一测】

1. 在隔离病房佩戴一次性口罩，一次使用时间不宜超过（　　）

A. 4 h

B. 6 h

C. 8 h

D. 12 h

E. 1 d

2. 使用隔离衣方法不正确的是（　　）

A. 保持衣领及隔离衣内面清洁

B. 长度超过工作服

C. 不可有破洞

D. 用后将污染面朝内挂在病室内

E. 一般每日更换一次

3. 某护士进出隔离病房穿脱隔离衣时，正确的操作步骤是（　　）

A. 将隔离衣内面向外，挂传染病室内

B. 双手伸入袖内后扣袖扣

C. 扣好领扣后系腰带

D. 将腰带交叉在背后打结

E. 消毒手后先解开领扣

4. 某护士刚毕业分配到隔离病区工作，参加岗前培训，使用隔离衣的要求是(　　)

A. 每周更换一次

B. 不用完全盖住工作服

C. 要保持领口及内面清洁

D. 若隔离衣潮湿，晾干后再使用

E. 隔离衣挂在走廊内应外面向外

【知识拓展】

防护服发展简史

（马素丽）

实训四

运送患者、常用卧位、保护具的应用

一、运送患者

【实例与思考】

患者王某，男性，68 岁，因脑梗死入院第 2 天。患者神志清楚，生命体征平稳，肌张力 4 级，遵医嘱复查 CT。如何运送该患者？

【目的】

1. 轮椅运送法

(1)护送不能行走但能坐起的患者入院、出院、检查、治疗或室外活动。

(2)帮助患者活动，促进血液循环及体力恢复。

2. 平车运送法　护送不能起床的患者入院、检查、治疗、手术或转运等。

【评估】

1. 患者　评估患者的年龄、病情、意识、治疗情况、心理状况和合作程度。

2. 环境　地面是否干燥、平坦，室外的温度情况。

【准备】

1. 环境准备　室内温湿度适宜、光线充足、安静、整洁。

2. 护士准备　着装整洁、修剪指甲、洗手、戴口罩。

3. 患者准备　了解运送的目的、方法、注意事项及配合要点。

4. 用物准备

(1)轮椅运送法：轮椅，根据季节备外套或毛毯、别针，必要时备软枕。

(2)平车运送法：平车(上置以橡胶单和布单包好的垫子和枕头、带套的毛毯或棉被)，必要时备木板、帆布中单或布中单。

【操作流程】

1. 轮椅运送法　见表 4-1。

表 4-1　轮椅运送法操作流程

操作步骤	要点说明
1. 备物核对	检查轮椅性能，核对床号、姓名，说明操作目的及方法
2. 放置轮椅	寒冷季节注意患者保暖
	扶患者坐起时，嘱患者以手撑在床面维持坐姿
3. 上轮椅	护士双手环抱患者腰部，协助患者下床
	协助患者转身，嘱患者用手扶住轮椅把手，坐于轮椅中
4. 下轮椅	将轮椅推至床尾
	椅背与床尾平齐，椅面朝向床头，轮椅制动
	协助患者站起、转身、坐于床缘
	协助患者脱去鞋子及保暖外衣，躺卧舒适，盖好盖被
5. 将轮椅推回原处	整理床单位
6. 整理记录	整理用物
	七步洗手并记录

2. 平车运送法　见表 4-2。

表 4-2　平车运送法操作流程

操作步骤	要点说明
1. 备物核对	检查平车性能，将平车推至床旁，核对患者
	安置好患者身上的导管
	搬运患者
2. 一人搬运法	移开床旁桌椅，松开盖被，嘱患者自行移动至床边
	将平车紧靠床边，大轮端靠床头，轮闸制动
	协助患者移动至平车上，头部卧于大轮端
	移开床旁椅，推平车至床尾，制动
	松开盖被，协助患者穿好衣服
	搬运者一臂自患者近侧腋下伸入至对侧肩部，另一臂伸入患者臀下，嘱患者双手交叉于搬运者颈后，抱起患者放于平车中央
3. 两人搬运法	移开床旁椅，推平车至床尾，制动
	松开盖被，协助患者穿好衣服
	搬运者甲乙两人站在患者同侧床旁，患者上臂交叉放于胸腹前
	搬运者甲一只手伸至患者头、颈、肩下方，另一只手伸至腰部下方，搬运者乙一只手伸至患者臀部下方，另一只手伸至腘窝，两人同时抬起患者放于平车中央

续表 4-2

操作步骤	要点说明
4. 三人搬运法	移开床旁椅,推平车至床尾,制动
	松开盖被,协助患者穿好衣服
	搬运者甲、乙、丙三人站在患者同侧床旁,患者手臂交叉放于胸腹前
	搬运者甲一只手伸至患者头、颈、肩下方,另一只手伸至胸背部下方,搬运者乙一只手伸至患者腰部,另一只手伸至臀部下方,搬运者丙一只手托住患者腘窝,另一只手至小腿处,三人同时抬起患者放于平车中央
5. 四人搬运法	移开床旁桌,在患者腰臀下铺帆布中单或布中单
	大轮端至床头,轮闸制动
	搬运者甲在床头托住患者的头、颈、肩部,乙站于床尾托住患者两腿,丙、丁分别站于平车两侧抓住帆布中单或布中单四角,四人同时抬起患者放于平车中央
6. 整理记录	整理床单位并记录

【注意事项】

1. 轮椅运送过程中,嘱患者扶住扶手,尽量向后靠。身体不平衡时,应系安全带。
2. 根据室外温度适当地增加衣服、盖被,以免着凉。
3. 搬运时注意动作轻稳、准确,确保患者安全、舒适。
4. 下坡时速度要慢,以免发生意外。
5. 解释搬运的意义、方法及搬运过程中患者的配合,说明如在搬运中感觉不适,应立即向护士反映,以便于及时处理,防止意外的发生。

【评分标准】

1. 轮椅运送法　见表 4-3。

表 4-3　轮椅运送法评分标准

项目	内容	分值	扣分标准	扣分
基本要求(5 分)	仪表、举止	2		
	反应敏捷,动作麻利,注意与患者沟通	3	未与患者沟通扣 1.5 分	
健康评估(8 分)	动作到位,语言准确,声音轻柔	4	动作不到位扣 3 分,其余未做到扣 1 分	
	评估:患者病情、意识、心理状态、合作程度等(口述)	4		

续表 4-3

项目	内容			分值	扣分标准	扣分
技能操作（62分）	计划与准备	洗手，戴口罩；准备用物，检查轮椅性能		2	未洗或未戴扣完，补做扣1分	
		核对患者床号、姓名、住院号（核对床头卡及腕带）		3	未核对扣完，少核对一项扣1分	
		协助患者取得舒适体位		2	未做扣完	
		夹闭引流管路，妥善放置，必要时铺毛毯于椅上		3	未夹闭引流管扣2分	
	实施	协助患者从床上向轮椅移动	轮椅推至床旁，椅背与床尾平齐，将闸制动，翻起脚踏板，防止轮椅滑动	5	未制动扣2分	
			扶患者坐起，协助穿衣及鞋袜下地，撤盖被至床尾	2		
			扶患者坐起，坐于床沿，面对患者双脚分开站立，嘱患者双手置于护士肩部，双手环抱患者腰部	4	姿势不正确扣2分，未注意患者安全扣2分	
			协助患者下床、转身、坐入轮椅，身体置于椅座中部，抬头向后靠坐稳	5	酌情扣分	
			翻下脚踏板，协助患者双脚置于其上，必要时给患者包裹好毛毯	3		
			整理床单位，铺暂空床。观察有无不适，松闸，推至目的地	2	未铺暂空床扣1分	
		协助患者从轮椅向床上移动	将轮椅推至床尾，椅背与床尾平齐，患者面向床头	3	位置错扣2分，方向错扣1分	
			扳制动闸将轮椅制动，翻起脚踏板，将毛毯松开	4	未制动扣2分	
			协助患者站起、转身、坐于床沿	7	姿势不正确酌情扣分，未注意患者安全扣3分	
			协助患者脱去鞋子及外衣，躺卧舒适，盖好棉被	5		
	操作后	整理床单位及观察病情，洗手，记录		3	一项未做扣1分	
		关心、体贴患者，态度亲切，体现人文关怀		2		
	全程	操作过程中注重观察、查对		3	查对不全扣1分	
		保持与患者沟通：解释、询问		4	未沟通全扣；沟通不足扣2分	

续表 4-3

项目	内容	分值	扣分标准	扣分
健康教育(10分)	教会患者正确配合方式及相关注意事项	6		
	根据病情予以针对性指导	4	缺乏针对性扣2分,遗漏要点扣2分	
人文关怀(10分)	为患者安置舒适正确体位	3	未做到全扣	
	尊重患者,关注患者感受,满足需要	4	未做到全扣	
	与患者或家属有效沟通	3	未沟通全扣,无针对性酌情扣分	
总体评价(5分)	职业防护	3	酌情扣分	
	动作娴熟,在规定时间内完成	2	超时停止操作,扣完	

2. 平车运送法　见表4-4。

表 4-4　平车运送法评分标准

项目		内容	分值	扣分标准	扣分
基本要求(5分)		着装整洁规范,仪表端庄大方	3		
		反应敏捷,动作麻利,注意与患者沟通	2	未与患者沟通扣1.5分	
健康评估(8分)		动作到位,语言准确,声音轻柔	4	动作不到位扣3分,其余未做到扣1分	
		根据具体病情熟练完成不同运送法的评估	4	方法不正确酌情扣分	
技能操作(62分)	计划与准备	患者的年龄、病情、意识、治疗情况、心理状态及合作程度,解释平车运送法的目的	4	缺一项扣1分	
		洗手,戴口罩;准备用物	1		
		移开床旁桌、椅,松开盖被	2	少做一项扣1分	
		将导管及输液装置等安置妥当,必要时将盖被折叠至床尾或一侧	3	未检查导管及输液装置扣2分	

续表 4-4

<table>
<tr><th>项目</th><th colspan="3">内容</th><th>分值</th><th>扣分标准</th><th>扣分</th></tr>
<tr><td rowspan="21">技能操作（62 分）</td><td rowspan="4">计划与准备</td><td colspan="2">患者的年龄、病情、意识、治疗情况、心理状态及合作程度，解释平车运送法的目的</td><td>4</td><td>缺一项扣 1 分</td><td></td></tr>
<tr><td colspan="2">洗手，戴口罩；准备用物</td><td>1</td><td></td><td></td></tr>
<tr><td colspan="2">移开床旁桌、椅，松开盖被</td><td>2</td><td>少做一项扣 1 分</td><td></td></tr>
<tr><td colspan="2">将导管及输液装置等安置妥当，必要时将盖被折叠至床尾或一侧</td><td>3</td><td>未检查导管及输液装置扣 2 分</td><td></td></tr>
<tr><td rowspan="17">实施</td><td rowspan="3">挪动法</td><td>平车与床平行，盖被平铺于平车上</td><td>2</td><td></td><td></td></tr>
<tr><td>帮助患者移向床边</td><td>1</td><td></td><td></td></tr>
<tr><td>护士抵住平车，帮助患者按上身、臀部、下肢的顺序向平车挪动</td><td>3</td><td>挪动顺序错扣完</td><td></td></tr>
<tr><td rowspan="3">一人搬运法</td><td>平车头端与床尾呈钝角，固定平车，盖被平铺于平车上</td><td>3</td><td>不呈钝角扣 2 分，未固定扣 1 分</td><td></td></tr>
<tr><td>协助患者穿衣，患者移至床边</td><td>1</td><td></td><td></td></tr>
<tr><td>协助患者屈膝，一臂自患者腋下伸至肩部外侧，一臂伸入患者大腿下，让患者双臂交叉于搬运者颈后，托起患者轻放于平车上</td><td>3</td><td>搬运部位错酌情扣分</td><td></td></tr>
<tr><td rowspan="3">两人搬运法</td><td>平车头端与床尾呈钝角，固定平车，盖被平铺于平车上</td><td>3</td><td>不呈钝角扣 2 分，未固定扣 1 分</td><td></td></tr>
<tr><td>协助患者穿衣，两人站于床同侧，将患者移至床边</td><td>2</td><td></td><td></td></tr>
<tr><td>甲护士托住患者颈肩部、腰部，乙护士托住患者臀部、腘窝，同时合力抬起患者，放于平车上</td><td>4</td><td>搬运部位错酌情扣分，未轻放扣 2 分</td><td></td></tr>
<tr><td rowspan="3">三人搬运法</td><td>平车头端与床尾呈钝角，固定平车，盖被平铺于平车上</td><td>3</td><td>不呈钝角扣 2 分</td><td></td></tr>
<tr><td>协助患者穿衣，三人站于床同侧，将患者移至床边</td><td>2</td><td></td><td></td></tr>
<tr><td>甲护士托住患者头颈肩、背部，乙护士托住患者腰部、臀部，丙护士托住患者腘窝、小腿，同时抬起患者，放于平车上</td><td>4</td><td>搬运部位错酌情扣分，未轻放扣 2 分</td><td></td></tr>
<tr><td rowspan="3">四人搬运法</td><td>推平车与床平行并紧靠床边</td><td>2</td><td></td><td></td></tr>
<tr><td>在患者腰、臀下铺中单</td><td>3</td><td>未铺扣完</td><td></td></tr>
<tr><td>甲护士站于床头，托住患者头及颈肩部、背部，乙护士站于床尾，托住患者两腿，丙护士和丁护士分别站于床及平车两侧，紧握中单四角，同时抬起患者，放于平车上</td><td>4</td><td>搬运部位错酌情扣分，未轻放扣 2 分</td><td></td></tr>
</table>

续表 4-4

项目	内容		分值	扣分标准	扣分
技能操作(62 分)	操作后	整理床单位,询问患者需要	2		
		患者从平车返回病床时,则反向移动	2	顺序错扣 2 分	
		洗手、脱口罩,记录	2	一项未做扣 1 分	
		关心、体贴患者,态度亲切,体现人文关怀	2		
	全程	操作过程中注重观察、查对	2	查对不全扣 1 分	
		保持与患者沟通:解释、询问	2	未沟通全扣;沟通不足扣 1 分	
健康教育(10 分)	教会患者正确配合方式及相关注意事项		5		
	根据病情予以针对性指导		5	缺针对性扣 2 分;遗漏要点扣 2 分	
人文关怀(10 分)	为患者安置舒适正确体位		3	未做到全扣	
	尊重患者,关注患者感受,满足需要		4	未做到酌情扣分	
	与患者或家属有效沟通		3	未沟通全扣,无针对性酌情扣分	
总体评价(5 分)	职业防护		3		
	动作娴熟,在规定时间内完成		2	超时停止操作,扣完	

【测一测】

1. 两人协助患者移向床头时,错误的操作是(　　)

A. 依病情放平床头、床尾支架

B. 枕头放于床尾

C. 两人站于床的同侧,一人托肩部、腰部,一人托臀部、腘窝

D. 同时抬起患者移向床头

E. 移回枕头,按需摇起床头、床尾支架

2. 患者,女性,68 岁,体重 42 kg,护士独自协助其翻身侧卧时不正确的操作是(　　)

A. 让患者仰卧,两只手放于腹部

B. 助患者两条腿屈曲

C. 先将患者肩部移向护士站立侧

D. 再将两下肢移向护士站立侧

E. 护士一只手扶肩部,另一只手扶臀部,轻推患者,使其面向护士

3. 下列平车运送法的注意事项错误的是(　　)

A. 患者头位于小轮端

B. 骨折患者平车上垫木板

C. 上下坡时头位于高处

D. 有输液和引流管时须保持通畅

E. 吸氧患者用氧气枕

4. 患者，男性，70 岁，高血压治疗 2 周。今晨起上厕所不慎滑倒造成颈椎骨折，即转至骨科治疗。平车运送时宜采用(　　)

A. 一人搬运法

B. 两人搬运法

C. 三人搬运法

D. 四人搬运法

E. 挪动法

5. 下列轮椅运送患者时错误的是(　　)

A. 下坡时，调转轮椅，使后轮在前

B. 走上台阶时，翘起前轮

C. 患者尽量靠前坐，身体前倾

D. 头颈部控制不良者用头颈托固定

E. 离开患者时，务必锁定车轮

【知识拓展】

负压救护车

（马素丽）

二、常用卧位

【实例与思考】

患者刘某，女性，65 岁，因重度心力衰竭，呼吸极度困难，不能平卧，烦躁不安。护士应如何为患者安置卧位？采取此卧位的作用是什么？

【目的】

1. 根据病情与治疗护理的需要调整适当的卧位。

2. 熟悉各种卧位的基本要求和安置方法。

【评估】

1. 患者　患者的健康状况、活动能力。

2. 环境　环境安全、舒适。

【准备】

1. 环境准备　室内温湿度适宜、光线充足、安静、整洁。
2. 护士准备　着装整洁、修剪指甲、洗手、戴口罩。
3. 患者准备　了解各种卧位的目的、方法、注意事项及配合要点。
4. 用物准备　软枕、靠背架、支托物。

【操作流程】

见表4-5。

表4-5　常用卧位操作流程

操作步骤	要点说明
仰卧位	去枕仰卧位:协助患者去枕仰卧,头偏向一侧,两臂放于身体两侧,枕头横放于床头
	中凹卧位:抬高头部10°~20°,抬高下肢20°~30°
	屈膝仰卧位:患者仰卧,头下垫枕,两臂放于身体两侧,两脚踏于床上,两膝屈曲,并稍向外分开
侧卧位	患者侧卧,两臂屈肘,一只手放在枕旁,另一只手放在胸前,下腿伸直,上腿弯曲,在两膝之间、胸腹部、背部可放置软枕来支撑患者
半坐卧位	先摇床头支架呈30°~50°,再摇起膝下支架,以防止患者下滑。床尾可置一个枕头,垫于患者的足底;放平时先摇平膝下支架,再摇平床头支架
端坐位	患者坐在床上,用靠背架或摇起支架将床头抬高70°~80°,使患者的背部能向后依靠,放好床上桌,桌上放一个软枕,患者身体稍向前倾,可伏桌休息
俯卧位	患者俯卧,两臂屈放于头的两侧,两腿伸直,胸下、髋部及踝部各放一个枕头,头偏向一侧
头低足高位	患者仰卧,枕头横放于床头,以防碰伤头部,床尾脚用支托物垫高15~30 cm,颅内高压者禁用
头高足低位	患者仰卧,床头脚用支托物垫高15~30 cm,床尾横立一个枕头
膝胸位	患者跪于床面,两腿稍分开,小腿伸直平放床上,大腿与床面垂直;胸部紧贴床面,腹部悬空,背部伸直,臀部抬起,头转向一侧,两臂屈肘放于头两侧
截石位	患者仰卧,两腿分开放于支腿架上,臀部齐台边,臀下放治疗巾,两只手放在身体两侧或胸前

【注意事项】

1. 辅助患者变换卧位时将患者身体稍抬起再移动或翻身,切记拖、拉、推等动作,以免擦伤皮肤。

2. 根据病情及皮肤受压情况确定翻身间隔时间。

3. 注意应用节力原则。

【评分标准】

见表4-6。

表4-6 去枕仰卧位、侧卧位、半坐卧位的摆放评分标准

项目	内容	分值	扣分标准	扣分
操作准备(24分)	仪表端庄、服装整洁	5		
	双人查对医嘱	2		
	评估患者:姓名、年龄、诊断、病情、意识状态、营养状况、身体移动能力、局部皮肤情况、治疗、麻醉方式、合作程度、体位禁忌证、管道情况等	5	未按要求评估患者酌情扣分	
	评估患者周围环境	2		
	告知患者:对清醒患者,要告知采取此卧位的目的、方法及配合	3		
	洗手,戴口罩	4	一项未做扣2分	
	用物准备:软枕、防压垫、约束带等(根据实际情况备物)	3	一项未准备扣1分	
技能操作(66分)	查对患者,再次解释	3	未查对扣2分,未解释扣1分	
	如有留置管道的,先安置好患者身上的管道	2		
	去枕仰卧位:			
	将枕头拿开,协助患者平卧,头偏向一侧,手臂放于身体两侧,两腿自然放平	10	一项未做扣2分	
	在骶尾部插入防压软枕	2		
	烦躁/不合作者,必要时使用约束带	2		
	重新整理和检查管道并保持通畅	2		
	拉上床栏,固定刹车	2		
	侧卧位:			
	协助患者侧卧,臀部后移至床缘,下腿稍伸直,上腿弯曲	8	一项未做扣2分	
	在两膝之间、后背及胸腹前放置软枕	10		
	受压部位放置防压垫	2		
	重新整理和检查管道并保持通畅	2		
	拉上床栏,固定刹车,防坠床	3		
	半坐卧位:			
	协助患者仰卧,床头支架或靠背架抬高30°~50°	5		
	摇高床尾支架或两膝下放软枕,使下肢屈曲,防止患者下滑	5		
	重新整理和检查管道并保持通畅	2		
	拉上床栏,固定刹车,防坠床	3		
	洗手,再次核对患者,记录	3	一项未做扣1分	

续表 4-6

项目	内容	分值	扣分标准	扣分
总体评价（10 分）	注意观察患者的生命体征及病情变化，有无恶心、呕吐、误吸等症状	3		
	注意观察患者肢体的摆放情况，防止神经、血管受压，保持患者舒适	3		
	注意观察患者皮肤的变化	2		
	注意观察留置管道是否扭曲、受压、松脱	2		

【测一测】

1. 急性胸膜炎患者常取的卧位是（　　）

A. 患侧卧位

B. 健侧卧位

C. 端坐位

D. 半坐卧位

E. 平卧位

2. 支气管哮喘发作时患者宜采取的卧位是（　　）

A. 半坐卧位

B. 中凹卧位

C. 头高足低位

D. 端坐位

E. 侧卧位

3. 甲状腺手术治疗后的患者采取半坐卧位的主要目的是（　　）

A. 预防感染

B. 减轻局部出血

C. 避免疼痛

D. 改善呼吸困难

E. 减轻缝合处张力

4. 患者，女性，31 岁，腰椎麻醉下行卵巢囊肿切除术后被送回病房。护士应为其安置的卧位是（　　）

A. 中凹卧位

B. 侧卧位

C. 半坐卧位

D. 端坐位

E. 去枕仰卧位

5. 患者，女性，33 岁，宫外孕急诊入院。脉搏细速，血压 65/43 mmHg。应为其安置的卧位是（　　）

A. 平卧位
B. 中凹卧位
C. 头高足低位
D. 头低足高位
E. 去枕仰卧位

6. 患者,男性,26岁,不明原因腹痛,进行腹部触诊时应安置患者取(　　)
A. 仰卧位
B. 屈膝仰卧位
C. 去枕仰卧位
D. 半坐卧位
E. 端坐位

7. 孕妇,28岁,妊娠28周。胎位:臀先露。应指导其采取(　　)
A. 截石位
B. 膝胸位
C. 头低足高位
D. 俯卧位
E. 侧卧位

8. 患者,女性,46岁,因车祸导致颈椎骨折。行牵引时需采取的卧位是(　　)
A. 头高足低位
B. 头低足高位
C. 中凹卧位
D. 半坐卧位
E. 端坐位

（马素丽）

三、保护具的应用

【实例与思考】

患者李某,男性,37岁,因患破伤风被安置在隔离室,表现为牙关紧闭,四肢抽搐,角弓反张。护士应为患者采取哪些安全措施?

【目的】

防止小儿,高热、谵妄、躁动、昏迷及危重患者因意识不清或其他原因而发生坠床、撞伤等意外。

【评估】

1. 患者　患者的病情、年龄、意识、生命体征、肢体活动等情况;家属对使用保护具的目的和方法的了解、配合程度。

2. 环境　环境安全。

【准备】

1. 环境准备　室内温湿度适宜、光线充足、安静、整洁。
2. 护士准备　着装整洁、修剪指甲、洗手、戴口罩。
3. 患者准备　了解各种卧位的目的、方法、注意事项及配合要点。
4. 用物准备　床挡、宽绷带约束带、肩部约束带、膝部约束带、支被架。

【操作流程】

见表4-7。

表4-7　保护具的应用操作流程

操作步骤	要点说明
床挡	多功能床挡:使用时插入两边床缘,不用时插于床尾
	半自动床挡:固定于两侧床缘,按需升降
	木质床挡:将床挡放置于床的两侧
约束带	宽绷带约束带:用于固定手腕和踝部
	肩部约束带:用于固定肩部,限制患者坐起
	膝部约束带:固定膝部,限制患者下肢活动
支被架	用于肢体瘫痪或极度衰弱的患者,防止盖被压迫肢体造成永久性伤害

【注意事项】

1. 严格掌握保护具应用的适应证,维护患者自尊。
2. 保护具只能短期使用,使用时肢体处于功能位置并协助患者翻身,保证患者安全舒适。
3. 使用约束带时应加衬垫,固定松紧适宜,并保持肢体于功能位。
4. 定时松解约束带,协助患者翻身活动,防止并发症发生。

【评分标准】

见表4-8。

表4-8　保护具的应用评分标准

项目	内容	分值	扣分标准	扣分
操作准备(20分)	人员:着装整洁、洗手、戴口罩	3	一处不符合要求扣1分	
	用物:大单、肩部约束带、四肢束带2根、膝关节约束带、棉垫4个,必要时备绷带	6	少一件或一件不符合要求扣1分	
	向患者及家属解释约束的必要性,保护具作用及使用方法	4	未解释扣4分	
	评估患者病情、意识、约束部位皮肤色泽及血运情况、温度及完整性	5	少评估一项扣1分	
	取得配合并签署约束知情同意书	2	未知情同意扣2分	

续表 4-8

项目	内容		分值	扣分标准	扣分
技能操作(70 分)	携用物至床旁,查对患者		6		
	肩部约束法	将约束带袖筒分别套于患者双侧肩部(先对侧后近侧),系带系于胸前,约束带尾端系于床头,约束带松紧适宜,评估患者双侧上肢肢体活动度及血液循环情况(若患者十分躁动,可在床头放一个横枕,保护患者头部)	11	少做一项扣 2 分	
	膝部约束法	将约束带平铺于两膝上,约束带包裹双膝部打结,松紧适宜,以能伸进 1 根手指为限,宽带稍拉紧系于两侧床缘,评估患者双膝活动度及血液循环情况	11	少做一项扣 2 分	
	肢体约束法	暴露患者腕部或踝部,用约束带分别包裹腕部或踝部,带子稍拉紧打死结,使之不松脱,约束带松紧适宜,以能伸进 1 根手指为限,保证肢体处于功能位,将约束带分别系于两侧床缘,评估患者四肢肢体活动度及血液循环情况	19	少做一项扣 2 分	
	全身约束法	将大单折成自患者肩部至踝部的长度,将患者放于中间,用靠近护士一侧的大单紧紧包裹同侧患者的手足至对侧,自患者腋窝下掖于身下,再将大单的另一侧包裹手臂及身体后,紧掖于靠护士一侧身下,患者过分活动时,可用绷带系好	13	少做一项扣 2 分	
	整理用物,洗手		5		
	记录使用约束带的原因、方法、时间,约束带的数目及约束部位血运情况		5		
总体评价(10 分)	患者知情同意、安全舒适		4		
	操作熟练、动作轻柔		6		

【测一测】

1. 使用约束具时,应保持患者肢体处于(　　)

A. 舒适位置

B. 功能位置

C. 强迫位置

D. 被迫位置

E. 被动位置

2. 用于限制患者坐起的约束方法是(　　)

A. 固定手腕

B. 固定膝盖

C. 固定肩部

D. 固定脚踝

E. 固定下肢

3. 患者，男性，48 岁，表现为呼吸困难、发绀、烦躁不安，以急性心力衰竭为诊断急诊入院。为防止患者受伤应采取的保护措施是(　　)

A. 使用绷带

B. 使用肩部约束带

C. 使用膝部约束带

D. 使用踝部约束带

E. 使用双侧床挡防止坠床

4. 患者，男性，20 岁，烧伤后采用暴露疗法，应选用的保护具是(　　)

A. 床挡

B. 肩部约束带

C. 膝部约束带

D. 支被架

E. 宽绷带

5. 患儿 5 岁，右上肢烫伤，因疼痛哭闹不合作，使用约束带固定患肢，避免疼痛、损伤加重。下列操作不正确的是(　　)

A. 使用前向患者及家属解释

B. 在短时间使用

C. 将右上肢内收固定于身体左侧

D. 约束带下垫衬垫，松紧适宜

E. 定时观察约束部位皮肤的颜色和温度

【知识拓展】

改良式肩部约束带在妇科腹腔镜手术头低足高位摆放中的应用

（马素丽）

实训五 特殊口腔护理

【实例与思考】

患者王某,男性,64 岁,脑血栓,患者已度过危险期,意识清醒,说话不清,右侧肢体偏瘫。医嘱:口腔护理,2 次/d。如何为该患者实施口腔护理?

【目的】

1. 保持口腔清洁、湿润,预防口腔感染等并发症。

2. 预防或减轻口腔异味,清除牙垢,增进食欲,确保患者舒适。

3. 观察口腔内的变化,提供病情变化的信息。

【评估】

1. 患者　患者的年龄、病情、意识、治疗情况、心理状态和合作程度;口唇有无干裂、出血,牙龈、口腔黏膜及舌头有无水疱、溃疡、肿胀或出血,有无口臭,有无活动义齿。

2. 环境　室内温湿度、光线、是否安静、整洁度。

【准备】

1. 环境准备　室内温湿度适宜、光线充足、安静、整洁。

2. 护士准备　着装整洁、修剪指甲、洗手、戴口罩。

3. 患者准备　了解口腔护理的目的、方法、注意事项及配合要点。

4. 用物准备　口腔护理包、生理盐水、压舌板、手电筒、棉签、石蜡油、口腔外用药(按需备用,常用的有口腔溃疡膏、锡类散等)、开口器(必要时)。

【操作流程】

见表 5-1。

表 5-1　特殊口腔护理操作流程

操作步骤	要点说明
1. 备物核对	护士:服装、鞋帽整洁,修剪指甲
	物品:合格、完好
	环境:整洁、安静
	患者:了解目的及方法,愿意合作
	三查七对

续表 5-1

操作步骤	要点说明
2. 观察口腔	协助患者侧卧或仰卧,头偏向一侧面向护士
	湿润口唇,检查口腔,协助患者漱口,一只手持手电筒,另一只手持压舌板观察
	如有活动义齿,取下放入冷水中
	清点棉球
3. 擦洗口腔	擦洗顺序:纵向擦洗牙齿的外侧面(患者咬合上下齿,用压舌板轻轻打开对侧面颊部,由臼齿擦向门齿,同法擦洗另一侧。嘱患者张口,依次擦洗左侧牙齿的上内侧面,上咬合面,下内侧面,下咬合面,以弧形擦洗同侧面颊部,同法擦洗另一侧至硬腭部、舌面、舌下)
	擦洗完毕,清点棉球
	协助漱口,擦净面部
4. 处理口腔疾患	根据患者情况涂抹外用药
	口唇干裂者涂石蜡油
5. 整理记录	整理床单位
	记录

【注意事项】

1. 行口腔护理时,对于昏迷患者禁止漱口,以免引起误吸。

2. 观察口腔时,对长期使用抗生素的患者,应注意观察其口腔内有无真菌感染。

3. 擦拭过程中,应注意使用的棉球不能过湿,防止因水分过多造成误吸。注意勿将棉球遗留在口腔内。

【评分标准】

见表 5-2。

表 5-2　特殊口腔护理评分标准

项目	内容	分值	扣分标准	扣分
基本要求(5 分)	着装整洁规范,仪表端庄大方	2		
	反应敏捷,动作麻利,注意与家属沟通	3	未与患者沟通扣 1.5 分	
健康评估(10 分)	患者的年龄、病情、意识、治疗情况、心理状态和合作程度	5	缺一项扣 1 分	
	口唇有无干裂、出血,牙龈、口腔黏膜及舌头有无水疱、溃疡、肿胀或出血,有无口臭,有无活动义齿	5	方法错、内容少酌情扣分	

续表 5-2

项目	内容			分值	扣分标准	扣分
技能操作（60 分）	计划与准备	解释口腔护理的目的：保持口腔清洁、预防感染、促进舒适，取得患者合作		5	未解释扣 3 分，解释不全酌情扣分	
		洗手，戴口罩；准备用物		2		
		核对患者床号、姓名、住院号（核对床头卡及腕带），协助患者侧卧或仰卧，头偏向一侧，面向护士		3	未核对扣 1.5 分，体位错一项扣 1 分	
	实施	观察口腔	湿润口唇，检查口腔	2	未检查扣完	
			协助患者清水漱口	2	未漱口扣完，补做扣 1 分	
			一只手持手电筒，一只手持压舌板观察口腔状况，如有活动义齿，取下放入冷水中	4	未观察口腔情况扣 2 分，未取义齿扣 2 分	
		擦洗口腔	清点棉球	1	未清点扣完	
			纵向擦洗牙齿的外侧面（患者咬合上下齿，用压舌板轻轻撑开对侧颊部，由臼齿擦向门齿，同法擦洗另一侧）	4	擦洗顺序错误酌情扣分	
			上内侧面，上咬合面	3	少一项扣 1.5 分	
			下内侧面，下咬合面，以弧形擦洗	4	少一项扣 2 分	
			同侧颊部，同法擦洗另一侧（患者张口）→硬腭部→舌面→舌下	5	顺序错酌情扣分	
			擦洗完毕，清点棉球	5	未清点扣完	
			协助漱口，擦净面部	4	每项未做扣 2 分	
		操作后	整理用物，洗手	2		
			记录完整、准确	2		
			为患者整理衣物、盖被	2	一项未做扣 1 分	
			评价：关心、体贴患者，态度亲切，体现人文关怀	2		
		全程	操作过程中注重观察、查对	4	查对不全扣 1 分	
			保持与患者沟通：解释、询问	4	未沟通全扣，沟通不足扣 2 分	
健康教育（10 分）	教会患者正确配合方式及相关注意事项			6		
	根据病情予以针对性指导			4	缺针对性扣 2 分，遗漏要点扣 2 分	
人文关怀（10 分）	为患者安置舒适、正确体位			3	未做到全扣	
	尊重患者，关注患者感受，满足需要			4	未做到全扣	
	与患者或家属有效沟通			3	未沟通全扣，无针对性酌情扣分	

续表 5-2

项目	内容	分值	扣分标准	扣分
总体评价（5分）	无菌操作、职业防护	3	违反无菌操作，扣完	
	动作娴熟，在规定时间内完成	2	超时停止操作，扣完	

【测一测】

1. 口腔护理的目的不包括（　　）

A. 保持口腔清洁

B. 治疗溃疡

C. 提供病情变化的动态信息

D. 清除口腔内的一切微生物

E. 预防口腔感染

2. 对长期使用抗生素的患者，需重点观察口腔（　　）

A. 有无溃疡

B. 牙龈是否肿胀、出血

C. 口唇是否干裂

D. 有无口臭

E. 有无真菌感染

3. 为昏迷患者进行口腔护理时操作错误的是（　　）

A. 棉球不能太湿

B. 开口器从门齿之间放入

C. 用血管钳夹紧棉球，每次一个

D. 口唇干裂可涂石蜡油

E. 禁忌漱口

4. 患者，女性，26 岁，再生障碍性贫血，检查发现口腔黏膜有散在瘀点，轻触牙龈出血。护士为其口腔护理时应特别注意（　　）

A. 一次一个棉球

B. 夹紧棉球

C. 动作轻柔

D. 按消毒隔离原则处理

E. 患处涂冰硼散

5. 患者，男性，34 岁，上消化道出血、禁食。选用 0.02% 呋喃西林溶液进行口腔护理的作用是（　　）

A. 遇有机物放出氧分子杀菌

B. 改变细菌生长的酸碱环境

C. 清洁口腔，广谱抗菌

D. 防腐生新,促进愈合

E. 使蛋白质凝固变形

6. 患者,男性,60 岁,白血病,护士为其做口腔护理时,发现舌下有一小血痂。护理方法错误的是(　　)

A. 去除血痂,涂药

B. 观察口腔黏膜变化

C. 用过氧化氢溶液漱口

D. 轻擦口腔各面

E. 观察舌苔变化

7. 口腔 pH 为中性时,最适宜的漱口液是(　　)

A. 生理盐水

B. 1% ~3% 过氧化氢溶液

C. 1% ~4% 碳酸氢钠溶液

D. 2% ~3% 硼酸溶液

E. 0.1% 醋酸溶液

【知识拓展】

口腔保健

（马素丽）

实训六

生命体征测量技术

【实例与思考】

患者陈某,男性,30 岁,因车祸入院。于今日上午 10:00 在全麻下行左臂植入骨钢板内固定术,手术顺利,术后安全返回病房。如何为患者进行生命体征的测量?

【目的】

通过观察生命体征,获得患者生理状态的基本资料,了解机体重要脏器的功能活动情况,了解疾病的发生、发展及转归,为预防、诊断、治疗及护理提供依据。

【评估】

1. 患者　患者的年龄、病情、意识、治疗情况、心理状态和合作程度;30 min 内有无剧烈运动、进食、冷热饮、冷热敷、洗澡、坐浴、灌肠、情绪激动等情况。

2. 环境　环境清洁、安静、安全。

【准备】

1. 环境准备　室内温湿度适宜、光线充足、安静、整洁。

2. 护士准备　着装整洁、修剪指甲、洗手、戴口罩。

3. 患者准备　了解测量各项生命体征的目的、方法、注意事项及配合要点。

4. 用物准备　体温计(读数在 35 ℃以下)、纱布、血压计、听诊器、秒表、棉签、生命体征记录单。

【操作流程】

见表 6-1。

表 6-1　生命体征测量技术操作流程

操作步骤	要点说明
1. 备物核对	护士:服装、鞋帽整洁,仪态大方、举止端庄
	物品:合格、完好
	环境:清洁、安静
	患者:了解目的及方法,愿意合作,取平卧位
	核对患者

续表 6-1

操作步骤	要点说明
2. 测体温	口温:口表水银端放于舌下紧闭口唇,用鼻呼吸,测量 3 min,取出擦拭读数
	腋温:擦干汗液,腋表水银端放于腋窝深处,屈臂过胸夹紧,测量 10 min,取出擦拭读数
	肛温:露臀,润滑肛表前端,插入肛门 3 ~ 4 cm,测量 3 min,取出肛表,拭擦肛门,擦拭肛表读数
3. 测脉搏	患者手臂放松,手臂向上,护士将示指、中指、环指的指端放在患者的桡动脉处,读数
4. 测呼吸	测量脉搏后手仍然按在患者的手腕上,观察患者胸部或腹部的起伏,一呼一吸为一次,计时 30 s,次数乘以 2
5. 测血压	患者右侧手臂与心脏同一水平(一般选择右上臂)
	打开血压计开关,排尽袖带内空气,正确捆绑袖带于测量部位,听诊器胸件置于肱动脉搏动处,轻加压
	关闭气门,加压至肱动脉搏动消失再升高 20 ~ 30 mmHg,松开气门均匀缓慢放气,速度以每秒 4 mmHg 为宜,同时听搏动音,双眼平视水银柱下降所指刻度,当听到第一声搏动,所指刻度数值为收缩压,继续放气当听到声音突然减弱或消失时,所指刻度为舒张压
	取下听诊器、袖带,驱尽袖带余气,关闭气门。血压计向右倾斜 45°,关闭水银柱开关
6. 整理记录	整理床单位
	记录

【注意事项】

1. 婴幼儿、意识不清或不合作的患者测体温时,护理人员应当守在患者身旁。

2. 发现体温与病情不相符合时,应当复测,极度消瘦的患者不宜测腋温。

3. 如患者不慎咬破体温计,应当立即清除口腔内玻璃碎片,再口服蛋清或牛奶延缓汞的吸收,若病情允许,进食富含纤维素食物以促进汞的排出。

4. 如患者紧张、剧烈运动、哭闹等情况,需稳定后再测量,呼吸受意识的影响,测量时不必告诉患者。

5. 使用前检查体温计是否完好,将水银柱甩至 35 ℃以下。

6. 脉搏短绌时,需两人同时测量 1 min,一人测心率,一人测脉搏。

7. 测量血压时,要保持测量者视线与血压计刻度平行,袖带合适,衣袖不可过紧。

8. 测量血压时,应至少测量两次,取平均值。

9. 长期测血压者,应做到"四定":定时间、定部位、定体位、定血压计。

【评分标准】

见表 6-2。

表 6-2 生命体征测量技术评分标准

项目	内容			分值	扣分标准	
基本要求（5 分）	仪表、举止			2		
	反应敏捷，动作麻利，注意与患者沟通			3	未与患者沟通扣 2 分	
健康评估（8 分）	动作到位，语言准确，声音轻柔			3	动作不到位扣 2 分，其余未做到扣 1 分	
	患者的年龄、病情、意识、治疗情况、心理状态及合作程度			5	未做酌情扣分	
技能操作（66 分）	计划与准备	30 min 内无运动、进食、冷热饮、冷热敷、洗澡、坐浴、灌肠、情绪激动等		3	未评估扣完，每少评估两项扣 1 分	
		解释测量生命体征的目的		2	未解释扣完	
		洗手，戴口罩；准备用物		2	未洗或未戴扣完，补做扣 1 分	
		核对患者床号、姓名、住院号（核对床头卡及腕带），协助患者取舒适体位		3	未核对扣 2 分，未取舒适体位扣 1 分	
	实施	测体温	测口温：将口表水银端斜放于舌下（舌系带两侧）3 min，嘱患者闭唇含住口表，用鼻呼吸，勿用牙咬	3	未说明注意事项扣 1 分，位置不当扣 1 分，时间不足扣 1 分	
			测腋温：擦干腋下的汗液，将体温计水银端放于腋窝深处并紧贴皮肤，屈臂过胸 10 min，必要时托扶患者手臂	2	不擦干腋下扣 1 分，不屈臂过胸、不紧贴皮肤扣 1 分	
			测肛温：患者侧卧位、屈膝仰卧或俯卧位，露出臀部，在肛表水银端涂润滑剂，将肛温计的水银端轻轻插入肛门 3～4 cm，测量 3 min	4	未涂润滑剂扣 1 分，插入深度不准确扣 1 分，时间不足扣 2 分	
		测脉搏	协助患者采取舒适的姿势，手臂置于床上或桌面	4	手法不正确酌情扣分	
			以示指、中指、环指的指端按压桡动脉，力度适中，以能感觉到脉搏搏动为宜。一般患者可以测量 30 s，脉搏异常的患者，测量 1 min	6	诊脉手指错误扣 3 分，时间错误扣 3 分	
		测呼吸	观察患者的胸腹部，一起一伏为一次呼吸，测量 30 s，次数乘以 2	4		
			危重患者呼吸不易观察时，用少许棉絮置于患者鼻孔前，观察棉絮吹动情况，计数 1 min（口述）	5	未口述扣完	

续表 6-2

<table>
<tr><th>项目</th><th colspan="3">内容</th><th>分值</th><th>扣分标准</th><th></th></tr>
<tr><td rowspan="11">技能操作
（66 分）</td><td rowspan="4">实施</td><td rowspan="4">测血压</td><td>将衣袖卷至肩部露出上臂，伸直肘部，手掌向上外展 15°，保持血压计零点、肱动脉与心脏同一水平</td><td>3</td><td>姿势不正确（坐位时肱动脉平第 4 肋软骨、卧位时肱动脉平腋中线），上臂暴露不充分，卷袖口过紧各扣 1 分</td><td></td></tr>
<tr><td>放平血压计，排尽袖带内空气，平整无折地缠于上臂中部，袖带下缘距肘窝 2～3 cm，松紧以能放入 1 指为宜；打开水银槽开关</td><td>4</td><td>不检查血压计、袖带不平整、松紧不符合要求、部位不正确各扣 1 分</td><td></td></tr>
<tr><td>带好听诊器，将听诊器胸件紧贴肱动脉处，打气至肱动脉搏动音消失，再上升 20～30 mmHg；然后以每秒 4 mmHg 的速度缓慢放气，准确测量收缩压、舒张压的数值</td><td>5</td><td>数值误差扣 5 分（误差 >4 mmHg）</td><td></td></tr>
<tr><td>测量完毕，排尽袖带余气，将血压计右倾 45°关闭水银槽开关，整理妥善</td><td>2</td><td>气未排尽、袖带不平整、装盒不符合要求扣完</td><td></td></tr>
<tr><td rowspan="3">操作后</td><td colspan="2">记录并解释：记录体温、脉搏、呼吸、血压的数值并向患者做简要解释</td><td>2</td><td>不记录扣 1 分
不解释扣 1 分</td><td></td></tr>
<tr><td colspan="2">整理：清理用物，整理床单位，交代注意事项，确认患者无其他需要后离开病室</td><td>4</td><td>未交代注意事项扣 2 分</td><td></td></tr>
<tr><td colspan="2">评价：关心、体贴患者，态度亲切，体现人文关怀</td><td>2</td><td></td><td></td></tr>
<tr><td rowspan="2">全程</td><td colspan="2">操作过程中注重观察、核对</td><td>3</td><td>查对不全扣 2 分</td><td></td></tr>
<tr><td colspan="2">保持与患者沟通：解释、询问</td><td>3</td><td>未沟通全扣，沟通不足扣 2 分</td><td></td></tr>
<tr><td rowspan="2">健康教育
（8 分）</td><td colspan="3">教会患者正确配合方式及相关注意事项</td><td>5</td><td></td><td></td></tr>
<tr><td colspan="3">根据病情予以针对性指导</td><td>3</td><td>缺针对性扣 2 分，遗漏要点扣 2 分</td><td></td></tr>
<tr><td rowspan="3">人文关怀
（8 分）</td><td colspan="3">为患者安置正确、舒适体位</td><td>2</td><td>未做到全扣</td><td></td></tr>
<tr><td colspan="3">尊重患者，关注患者感受，满足需要</td><td>3</td><td>未做到全扣</td><td></td></tr>
<tr><td colspan="3">与患者和家属有效沟通</td><td>3</td><td>未沟通全扣，无针对性酌情扣分</td><td></td></tr>
<tr><td rowspan="2">总体评价
（5 分）</td><td colspan="3">职业防护</td><td>3</td><td></td><td></td></tr>
<tr><td colspan="3">动作娴熟，在规定时间内完成</td><td>2</td><td>超时停止操作，扣完</td><td></td></tr>
</table>

【测一测】

1. 患者，女性，35 岁，诊断为急性上呼吸道感染。护士测量体温时得知患者刚吃完早饭，喝了一碗热粥，护士应(　　)

A. 停测此次体温

B. 改测直肠温度

C. 参照前次测量值记录

D. 嘱其冷水漱口后再测口温

E. 30 min 后再为患者测量口温

2. 患儿，3 岁，测量直肠温度时，护士应将肛表插入肛门(　　)

A. 1 ~ 2 cm

B. 2 ~ 3 cm

C. 3 ~ 4 cm

D. 4 ~ 5 cm

E. 5 ~ 6 cm

3. 护士为患者测量生命体征时，测量完脉搏手不离开诊脉部位，继续测量呼吸是为了(　　)

A. 方便计时

B. 方便观察患者面色

C. 保持患者体位不变

D. 避免患者发觉，影响呼吸

E. 方便对照脉搏与呼吸频率

【知识拓展】

无心跳的人工心脏

（张　祎）

实训七

鼻饲法

【实例与思考】

患者张某,男性,68 岁,右侧肢体偏瘫,口角歪斜,神志清楚,进食呛咳,存在吞咽困难。医嘱:鼻饲流质饮食。如何进行鼻饲?

【目的】

用于不能自行经口进食的患者,如昏迷患者,以维持营养和治疗的需要。

【评估】

1. 患者　患者的年龄、病情、意识、治疗情况、心理状态和合作程度;鼻腔是否通畅,鼻腔黏膜有无肿胀、炎症,鼻中隔有无偏曲、息肉等;既往有无鼻部疾患等;有无义齿。

2. 环境　室内温湿度、光线、是否安静、整洁度。

【准备】

1. 环境准备　室内温湿度适宜、光线充足、安静、整洁。

2. 护士准备　着装整洁、修剪指甲、洗手、戴口罩。

3. 患者准备　了解鼻饲的目的、方法、注意事项及配合要点。

4. 用物准备　鼻饲包(治疗碗、压舌板、镊子、纱布、治疗巾、弯盘)、一次性胃管、50 mL注射器、听诊器、流质饮食(量 200 mL,温度为 38 ~ 40 ℃)、手电筒、棉签、温开水、石蜡油棉球、别针、胶布。

【操作流程】

见表 7-1。

表 7-1　鼻饲法操作流程

操作步骤	要点说明
1. 准备	护士:服装、鞋帽整洁,仪态大方,举止端庄
	物品:合格、完好
	环境:清洁、安静
2. 核对	患者:了解目的及方法,愿意合作
	三查七对

续表 7-1

操作步骤	要点说明
3. 插管	体位：坐位或半坐卧位，昏迷患者取去枕平卧位，头向后仰
	检查鼻腔：取治疗巾铺于患者颌下，检查鼻腔有无肿胀、炎症，有无鼻息肉及鼻中隔偏曲，清洁鼻腔
	检查胃管是否通气、漏气，测量胃管插入的长度做好标记
	插管：用镊子取石蜡油棉球，润滑胃管前端，左手持纱布托住胃管，右手用镊子持胃管沿选定鼻腔轻轻插入，当胃管插入 10 ~ 15 cm 处时，嘱患者做吞咽动作顺势将胃管推进，插入胃管至预定长度
4. 检测	确定胃管是否在胃内
	用注射器抽吸胃液
	注入 10 mL 空气，用听诊器听胃内是否有气过水声
	将胃管末端浸入温水内，观察有无气泡
5. 固定	确定胃管在胃内后用胶布固定于鼻梁及颊部
6. 灌注及胃管末端处理	灌注：注射器慢慢注入少量温开水，再灌注鼻饲流质或药液，每次量不超过 200 mL，间隔时间不少于 2 h，灌注完毕后再注入少量温开水，冲净胃管
	胃管末端处理：胃管末端反折并用纱布包好，用胶布固定，用别针固定胃管于枕头或床单位
	协助患者清洁面部，整理床单位，使患者维持半卧位或坐位 30 min
7. 拔管	三查七对
	拔管：弯盘置于口角旁，取下胶布，轻轻拔出胃管，过咽喉处快速拔出置于弯盘中
8. 整理记录	观察、询问患者感受
	整理记录

【注意事项】

1. 插管时动作应轻柔，避免损伤食管黏膜，尤其是通过食管 3 个狭窄部位时。

2. 插入胃管 10 ~ 15 cm 时，若为清醒患者，嘱其做吞咽动作；若为昏迷患者，则用左手将其头部托起，使下颌靠近胸骨柄，以利插管。

3. 插入胃管过程中，如果患者出现呛咳、呼吸困难、发绀等，表明胃管误入气管，应立即拔出。

4. 每次鼻饲前应证实胃管在胃内且通畅，并用少量温水冲管后再进行喂食，鼻饲完毕后再注入少量温开水防止鼻饲液凝结。

5. 鼻饲液温度应保持在 38 ~ 40 ℃，避免过冷或过热，新鲜果汁和奶液应分别注入，防止发生凝块，药片应研碎溶解后注入。

6. 长期鼻饲者应每日进行口腔护理 2 次，并定期更换胃管，普通胃管每周更换 1 次，硅胶胃管每月更换 1 次。

7. 食管静脉曲张、食管梗阻的患者禁忌使用鼻饲法。

【评分标准】

见表 7-2。

表 7–2 鼻饲法评分标准

<table>
<tr><th>项目</th><th colspan="3">内容</th><th>分值</th><th>扣分标准</th><th>扣分</th></tr>
<tr><td rowspan="2">基本要求（5 分）</td><td colspan="3">仪表、举止</td><td>2</td><td></td><td></td></tr>
<tr><td colspan="3">反应敏捷，动作麻利，注意与患者及家属沟通</td><td>3</td><td>未与患者沟通扣 2 分</td><td></td></tr>
<tr><td rowspan="2">健康评估（8 分）</td><td colspan="3">动作到位，语言准确，态度温柔</td><td>3</td><td>动作不到位扣 2 分，其余未做到扣 1 分</td><td></td></tr>
<tr><td colspan="3">患者的年龄、病情、意识、治疗情况、心理状态及合作程度</td><td>5</td><td>评估不到位酌情扣分</td><td></td></tr>
<tr><td rowspan="22">技能操作（66 分）</td><td rowspan="4">计划与准备</td><td colspan="2">解释插胃管的目的：为不能自行经口进食患者以鼻胃管供给食物和药物，以维持患者营养和治疗的需要</td><td>3</td><td>解释不到位扣 2 分</td><td></td></tr>
<tr><td colspan="2">根据病情取舒适体位</td><td>1</td><td></td><td></td></tr>
<tr><td colspan="2">核对医嘱（三查七对）</td><td>4</td><td>核对不到位扣 2 分</td><td></td></tr>
<tr><td colspan="2">向患者解释操作目的并取得合作</td><td>2</td><td>错一项扣 1 分</td><td></td></tr>
<tr><td rowspan="12">实施</td><td rowspan="6">插管</td><td>清洁鼻腔，颌下铺巾，弯盘放置合理</td><td>2</td><td>少一项扣 1 分</td><td></td></tr>
<tr><td>检查胃管，润滑胃管，测量胃管插入的长度，并标记</td><td>4</td><td>少做一项扣 2 分，胃管长度测量不正确扣 3 分</td><td></td></tr>
<tr><td>插管方法正确，深度适宜</td><td>7</td><td>方法错误扣 4 分</td><td></td></tr>
<tr><td>处理插管中出现的情况（口述）</td><td>4</td><td>口述不全扣 2 分</td><td></td></tr>
<tr><td>正确判断胃管的位置</td><td>4</td><td>未判断扣完</td><td></td></tr>
<tr><td>胃管固定牢固、美观、舒适</td><td>2</td><td>少一项扣 1 分</td><td></td></tr>
<tr><td rowspan="3">注食</td><td>注食步骤正确，速度、温度、食量适宜</td><td>4</td><td>少一项扣 2 分</td><td></td></tr>
<tr><td>操作中观察患者的反应</td><td>3</td><td>未观察扣完</td><td></td></tr>
<tr><td>注食完毕用温水冲洗管腔，正确处理胃管</td><td>4</td><td>未冲洗扣 2 分</td><td></td></tr>
<tr><td rowspan="3">拔管</td><td>拔管方法正确</td><td>4</td><td>拔管错误扣 4 分</td><td></td></tr>
<tr><td>妥善安置患者，整理床单位</td><td>2</td><td></td><td></td></tr>
<tr><td>用物处理正确，记录签全名</td><td>2</td><td></td><td></td></tr>
<tr><td rowspan="4">操作后</td><td colspan="2">执行查对制度，操作方法正确、熟练、轻巧</td><td>2</td><td>酌情扣分</td><td></td></tr>
<tr><td colspan="2">掌握昏迷患者插管技巧</td><td>2</td><td></td><td></td></tr>
<tr><td colspan="2">灌食前确定胃管位置，掌握灌注量、间隔时间</td><td>2</td><td></td><td></td></tr>
<tr><td colspan="2">态度和蔼</td><td>2</td><td></td><td></td></tr>
<tr><td rowspan="2">全程</td><td colspan="2">操作过程中注重观察、查对</td><td>3</td><td>查对不全扣 2 分</td><td></td></tr>
<tr><td colspan="2">保持与患者沟通：解释、询问</td><td>3</td><td>未沟通全扣；沟通不足扣 2 分</td><td></td></tr>
</table>

续表 7-2

项目	内容	分值	扣分标准	扣分
健康教育（8 分）	教会患者正确的配合方式及相关注意事项	4		
	根据病情予以针对性指导	4	缺针对性扣 2 分；遗漏要点扣 2 分	
人文关怀（8 分）	为患者安置舒适正确体位	2	未做到全扣	
	尊重患者，关注患者感受，满足需要	3	未做到全扣	
	与患者或家属有效沟通	3	未沟通全扣，无针对性酌情扣分	
总体评价（5 分）	无菌操作、职业防护	3	违反无菌操作，扣完	
	动作娴熟，在规定时间内完成	2	超时停止操作，扣完	

【测一测】

1. 患者，女性，78 岁。因急性心力衰竭入院，护士为其留置鼻胃管提供营养，患者意识清醒，但身体虚弱无力坐起。护士为其插胃管前应协助患者采取的体位为(　　)

A. 端坐位

B. 半坐卧位

C. 左侧卧位

D. 右侧卧位

E. 去枕仰卧位

2. 患者，男性，68 岁，脑出血后昏迷入院，护士为其留置鼻胃管提供营养，插管至 15 cm 处时要将其头部托起，其目的是(　　)

A. 避免出现呕吐

B. 减轻患者痛苦

C. 避免损伤食管黏膜

D. 加大咽喉部通道的弧度

E. 使喉部肌肉放松便于插入

3. 进行鼻饲操作时下列注意事项不妥的是(　　)

A. 间隔时间不低于 2 h

B. 每次鼻饲的量不超过 200 mL

C. 药片应研碎溶解后再注入

D. 为增强营养，果汁与奶液应混合后注入

E. 每次鼻饲前应用少量温开水冲管后再进行喂食

【知识拓展】

间歇经口管饲法

（张　祎）

实训八

乙醇拭浴

【实例与思考】

患者王某，男性，58 岁，8 d 前无明显诱因出现咳嗽，咳黄色黏痰，约 30 mL/d，不易咳出，伴有发热，最高体温 39.8 ℃，全天均有发热，使用退热药物后体温可恢复正常，现入院治疗。查体：体温 39.6 ℃，两肺呼吸音粗，未闻及干湿啰音。医嘱：乙醇拭浴。如何为患者进行乙醇拭浴？

【目的】

为高热患者降温。

【评估】

1. 患者　患者的年龄、病情、意识、治疗情况、皮肤情况、过敏史、心理状态和合作程度。

2. 环境　温湿度、光线、清洁度。

【准备】

1. 环境准备　室内温湿度适宜、光线充足、安静、整洁。

2. 护士准备　着装整洁、修剪指甲、洗手、戴口罩。

3. 患者准备　了解乙醇拭浴的目的、方法、注意事项及配合要点。

4. 用物准备　盆内盛 25% ~35% 的乙醇 200 ~300 mL（温水拭浴需准备温水占盆容量的 2/3），温度 32 ~34 ℃，大纱布垫（小毛巾）2 块，大浴巾，热水袋，冰袋，酌情备衣裤 1 套，便器，屏风。

【操作流程】

见表 8-1。

表 8-1　乙醇拭浴操作流程

操作步骤	要点说明
1. 备物核对	护士：服装、鞋帽整洁，仪态大方、举止端庄
	物品：齐全、放置合理
	环境：清洁、安静，门窗关闭，室温适宜
	患者：了解目的及方法，愿意合作，合适体位
	三查七对

续表 8-1

操作步骤	要点说明
2. 物理降温	脱上衣,解裤带
	头部置冰袋,足底放热水袋
	身下垫浴巾,小方巾包手,边轻拍边按摩
	按双上肢、背部、双下肢顺序擦浴
3. 整理	取下热水袋
	安置患者,取合适体位
	观察并记录

【注意事项】

1. 注意观察患者反应,如出现面色苍白、寒战、呼吸异常时应立即停止拭浴,并通知医生给予相应的处理。

2. 胸前区、腹部、后颈、足底为拭浴的禁忌部位。

3. 新生儿及血液病高热患者禁用乙醇拭浴。

4. 在体表大血管分布处,如腋窝、肘窝、掌心、腹股沟、腘窝等处应延长拭浴时间,以促进散热。

【评分标准】

见表 8-2。

表 8-2　乙醇拭浴评分标准

项目	内容		分值	扣分标准	扣分
基本要求(5 分)	仪表、举止得体		2		
	反应敏捷,动作麻利并与患者及家属沟通		3	未与患者沟通扣 2 分	
健康评估(8 分)	动作到位,语言准确,声音轻柔		4	动作不到位扣 3 分,其余未做到扣 1 分	
	患者的年龄、病情、意识、治疗情况、皮肤情况、过敏史、心理状态及合作程度		4	每项未完成扣 2 分	
技能操作(62 分)	计划与准备	洗手、戴口罩	2	缺一项扣 1 分	
		解释物理降温的目的	1	未解释扣 1 分	
		准备操作用物	5	缺一项扣 1 分	
		协助患者取舒适卧位	2		

续表 8-2

项目		内容	分值	扣分标准	扣分
技能操作（62 分）	实施	双人核对医嘱	3	未核对全扣	
		推治疗车至病房，核对床号、姓名	2	未核对扣 2 分	
		协助患者排便，关闭门窗，屏风遮挡	2		
		松开床尾盖被，助患者脱去上衣，松解裤带，置冰袋于患者头部，放热水袋于足下	4	放置位置错误扣 2 分	
		暴露擦拭部位，将大浴巾垫于擦拭部位下，以浸湿的小毛巾包裹手掌，挤干，边轻拍边按摩，最后用浴巾擦干	4	酌情扣分	
	擦拭顺序	侧颈→肩→上臂外侧→前臂外侧→手臂；侧胸→腋窝→上臂内侧→肘窝→前臂内侧→掌心；同法擦拭对侧	5	顺序、方法不正确酌情扣分	
		患者侧卧背对护士，颈下肩部→背部→腰部→臀部（穿上衣，脱去裤子）	5	顺序、方法不正确酌情扣分	
		髋部→下肢外侧→足背；腹股沟→下肢内侧→内踝；臀下沟→下肢后侧→腘窝→足跟；同法擦拭对侧下肢	5	顺序、方法不正确酌情扣分	
		撤去热水袋，穿裤子，取舒适卧位	3		
		整理床单位，询问患者需要	3	少一项扣 1 分	
	操作后	处理用物	4	少一项扣 2 分，补做扣 1 分	
		洗手、脱口罩，记录	4	少一项扣 2 分，补做扣 1 分	
	全程	操作过程中注重观察、查对	4	查对不全扣 1 分	
		保持与患者沟通：解释、询问	4	未沟通全扣；沟通不足扣 2 分	
健康教育（10 分）	教会患者正确配合方式及相关注意事项		6		
	根据病情予以针对性指导		4	缺针对性扣 2 分；遗漏要点扣 2 分	
人文关怀（10 分）	为患者安置舒适正确体位		3	未做到全扣	
	尊重患者，关注患者感受，满足需要		4	未做到全扣	
	与患者或家属有效沟通		3	未沟通全扣，无针对性酌情扣分	
总体评价（5 分）	职业防护		3		
	动作娴熟，在规定时间内完成		2	超时停止操作，扣完	

【测一测】

1. 为患者进行冷疗时,时间最长不超过(　　)

A. 20 min

B. 30 min

C. 40 min

D. 50 min

E. 60 min

2. 患者,女性,48 岁,发热待查入院,体温持续在 39.5 ~ 40.3 ℃,护士遵医嘱为其进行乙醇拭浴。

(1)在进行乙醇拭浴前,为患者头部放置冰袋的主要目的是(　　)

A. 防止脑水肿

B. 促进血液循环

C. 防止头部充血

D. 增加舒适感受

E. 防止反射性心率减慢

(2)头部冰袋可以取下的标准是体温降至(　　)

A. 37 ℃以下

B. 38 ℃以下

C. 38.5 ℃以下

D. 39 ℃以下

E. 只要体温降低就可取下

【知识拓展】

你不知道的乙醇拭浴

（张　祎）

实训九

导尿术

【实例与思考】

患者陈某,女性,30 岁,自然分娩行会阴部侧切,分娩后 8 h 产妇因切口疼痛而不敢排尿,导致下腹部胀痛。检查:耻骨联合上膨隆,可触及一囊性包块。如何为患者导尿?

【目的】

1. 为尿潴留患者引流出尿液,以减轻痛苦。

2. 协助临床诊断。如留取尿标本做细菌培养;测量膀胱容量、压力及检查残余尿液;进行尿道或膀胱造影等。

3. 为膀胱肿瘤患者进行膀胱化疗。

【护理评估】

1. 患者　患者的性别、年龄、病情、意识、治疗情况;膀胱充盈程度及会阴部是否清洁,不清洁需要清洗洁净,不能自理者需协助清洗;心理状态、对导尿的认识及合作程度。

2. 环境　室内温湿度适宜、光线明亮、安静整洁。

【准备】

1. 护士准备　着装整洁、修剪指甲、洗手、戴口罩。

2. 患者准备　了解导尿的目的、方法、注意事项及配合要点。

3. 用物准备

(1)无菌导尿包(根据需要备适宜种类的导尿管 2 根、止血钳 2 把、弯盘 2 个、石蜡油棉球瓶、有盖标本瓶或试管、洞巾、纱布 1 块,男性需备 2 块纱布)。

(2)外阴消毒包(治疗碗及弯盘各 1 个、止血钳或镊子 2 把,男性导尿准备纱布 1 块)。

(3)无菌手套 2 副、无菌持物钳、碘伏棉球缸、浴巾、小橡胶单及治疗巾。

(4)治疗车下层:便盆及便盆巾。

4. 环境准备　室内温湿度适宜、光线充足、安静整洁。酌情关闭门窗,拉床帘或屏风遮挡患者。

【操作流程】

见表 9-1。

表 9-1 导尿术操作流程

操作步骤	要点说明
1. 核对解释	携用物至患者床旁,关门窗、拉窗帘或挡屏风
2. 准备	便盆置于床尾椅上,松开床尾盖被,协助患者脱去对侧裤腿,盖在近侧腿部,必要时盖上浴巾,对侧腿用盖被遮盖
3. 安置体位	协助患者取屈膝仰卧,双腿略外展的体位,暴露外阴
4. 垫巾	将橡胶单、治疗巾垫于患者臀下,取一个弯盘置于会阴处,治疗碗置两腿之间,打开治疗碗包布,将碗内纱布取出,倒消毒液于治疗碗
5. 消毒、导尿	女患者:(1)初步消毒:戴手套,自外向内、由上而下,依次消毒阴阜、大阴唇、小阴唇及尿道口,先对侧后近侧 (2)打开导尿包:按无菌技术操作打开导尿包,置于患者两腿之间,用无菌持物钳显露小药杯,倒消毒液浸湿棉球 (3)戴无菌手套,铺洞巾 (4)摆放用物,润滑导管 (5)消毒尿道口:小药杯置于外阴处,一只手分开并固定小阴唇,另一只手持血管钳夹消毒棉球,依次消毒尿道口、左右小阴唇、尿道口。污棉球、血管钳、小药杯放于床尾的弯盘内 (6)插管:嘱患者张口呼吸,用另一把血管钳加持导尿管对准尿道口轻轻插入尿道4~6 cm,见尿液后再往前插入1~2 cm,松开固定小阴唇的手固定导尿管,将尿液引入弯盘
	男患者: (1)初次消毒:戴手套,依次消毒阴阜、阴茎、阴囊,再以另一只手用无菌纱布包裹住阴茎将包皮向后推暴露尿道口,自尿道口向外、向后旋转擦拭消毒尿道口、龟头及冠状沟数遍 (2)打开导尿包 (3)戴无菌手套,铺洞巾 (4)摆放用物,润滑导尿管 (5)消毒尿道口:一只手用纱布包住阴茎将包皮向后推,暴露尿道口。另一只手持血管钳夹消毒液棉球再次消毒尿道口、龟头、冠状沟 (6)插管:一只手用无菌纱布固定并提起阴茎,使阴茎与腹壁呈60°角,将弯盘置于洞巾口旁,嘱患者张口呼吸,用另一只手持血管钳夹导尿管对准尿道口轻轻插入尿道20~22 cm,见尿后再插入1~2 cm
6. 夹管、倒尿	夹管,倒尿,注意观察患者反应并询问其感觉
7. 取标本	如需做尿培养,用无菌标本瓶接取5~10 mL中段尿
8. 拔管	拔管、撤洞巾、擦外阴、脱手套,协助患者穿裤,整理床单位
9. 操作后	整理用物,洗手记录

【注意事项】

1. 尊重患者,保护其隐私,避免过多地暴露患者,并防止着凉。

2. 严格执行无菌操作技术原则,操作中不跨越无菌区、不污染无菌物品,以防感染。

3. 导尿管粗细合适。成人 8 ~ 12 号,小儿 8 ~ 19 号。

4. 插管时动作轻柔,为女患者导尿时应避免插入阴道,如插入阴道应更换导尿管,重新插入;为男患者导尿时,如遇阻力,应稍停片刻,嘱患者深呼吸,待尿道括约肌松弛后再轻轻插入。

5. 膀胱高度膨胀且又极度虚弱的患者,第一次放尿量不应超过 1 000 mL。

【评分标准】

见表 9-2。

表 9-2 女患者导尿术评分标准

<table>
<tr><th>项目</th><th colspan="2">内容</th><th>分值</th><th>扣分标准</th><th>扣分</th></tr>
<tr><td rowspan="2">基本要求(5 分)</td><td colspan="2">护士着装整齐,仪表端庄</td><td>2</td><td></td><td></td></tr>
<tr><td colspan="2">礼貌称呼、自我介绍</td><td>3</td><td>未礼貌称呼或自我介绍扣 2 分</td><td></td></tr>
<tr><td rowspan="3">健康评估(5 分)</td><td colspan="2">评估患者膀胱充盈程度、会阴部清洁及皮肤黏膜情况</td><td>2</td><td>缺一项扣 1 分</td><td></td></tr>
<tr><td colspan="2">向患者解释导尿的目的、方法</td><td>2</td><td>未解释扣 2 分</td><td></td></tr>
<tr><td colspan="2">生活能自理者嘱患者自行清洗会阴,不能下床、生活不能自理者护士协助</td><td>1</td><td>未口述扣 1 分</td><td></td></tr>
<tr><td rowspan="11">技能操作(70 分)</td><td rowspan="4">计划及准备</td><td>洗手、戴口罩</td><td>2</td><td>未洗手、戴口罩扣 2 分</td><td></td></tr>
<tr><td>治疗车上层:①无菌导尿包;②外阴消毒包;③无菌手套 2 副、无菌持物钳、碘伏棉球缸、浴巾、小橡胶单及治疗巾</td><td>3</td><td>缺少物品扣 1 分</td><td></td></tr>
<tr><td>治疗车下层:便盆及便盆巾</td><td>1</td><td>缺少物品扣 1 分</td><td></td></tr>
<tr><td>用物摆放妥当,准备屏风</td><td>1</td><td>摆放不妥扣 0.5 分,未口述准备屏风扣 0.5 分</td><td></td></tr>
<tr><td rowspan="7">导尿</td><td>携用物至患者床旁,再一次进行核对</td><td>2</td><td>未核对扣 2 分</td><td></td></tr>
<tr><td>关门窗、拉窗帘或挡屏风,环境安静、清洁</td><td>2</td><td>未做到扣 2 分</td><td></td></tr>
<tr><td>便盆置于床尾椅上,便盆巾置于治疗车下层</td><td>1</td><td>未做到扣 1 分</td><td></td></tr>
<tr><td>协助患者取屈膝仰卧、双腿略外展的体位,遮挡好患者</td><td>2</td><td>体位安置不当扣 2 分</td><td></td></tr>
<tr><td>臀下垫橡胶单及治疗巾</td><td>2</td><td>治疗巾安置不当扣 2 分</td><td></td></tr>
<tr><td>戴手套</td><td>1</td><td>未戴手套扣 1 分</td><td></td></tr>
<tr><td>打开外阴消毒包</td><td>2</td><td>污染及打开方法不正确扣 2 分</td><td></td></tr>
</table>

续表 9-2

项目	内容		分值	扣分标准	扣分
技能操作（70 分）	导尿	治疗碗和弯盘放置位置正确，向治疗碗内夹取消毒液棉球适量	2		
		依次消毒阴阜、大阴唇、小阴唇及尿道口（顺序：自外向内、由上而下，先对侧后近侧）	5	消毒部位、方法及顺序不正确酌情扣分，每个棉球限用 1 次	
		在患者两腿之间按无菌技术操作原则正确打开导尿包（无污染），放置合理，形成较大无菌区，包内物品整理合理	5	开包方式不正确扣 2 分 物品放置不合理扣 2 分	
		用无菌持物钳取出小药杯，倒消毒液于小药杯中浸湿棉球	3	持物钳使用方法不正确扣 2 分 倒消毒液跨越无菌区较多扣 2 分	
		戴无菌手套	2	污染及方法不正确扣 2 分	
		铺洞巾	2	污染洞巾扣 2 分	
		摆放用物	2	未按操作顺序物品摆放扣 2 分	
		选择合适导尿管，润滑导尿管前端	2	污染导尿管扣 2 分	
		移弯盘置会阴下，左手示指、中指分开并固定小阴唇，右手依次消毒尿道口、小阴唇、尿道口	5	消毒部位、方法及顺序不正确酌情扣分	
		消毒后分开小阴唇，显露尿道口	2	一个棉球只用一次，未按要求酌情扣分	
		嘱患者张口呼吸	1		
		插管动作轻柔、深度适宜（口述：女性、男性插管深度，女患者插入尿道 4 ~ 6 cm，见尿流出再插入 1 ~ 2 cm；男患者插入尿道 20 ~ 22 cm，见尿流出再插入 1 ~ 2 cm）	6	未口述扣 3 分，动作不正确扣 3 分	
		左手下移，固定尿管，将尿液引入治疗碗或弯盘	4	未询问患者的感觉，不能指导患者配合操作者酌情扣分	
		留尿标本，用无菌容器接中段尿 5 ~ 10 mL	1		

续表 9-2

项目	内容		分值	扣分标准	扣分
技能操作(70分)	导尿后	导尿结束,夹毕尿管,轻轻拔出,撤去洞巾,擦净外阴,脱下手套放于弯盘内	2	方法正确,动作轻柔,并擦净外阴,不合要求酌情扣分	
		整理用物,分类消毒处理	1		
		撤出患者臀下的橡胶单及治疗巾放在治疗车下	1		
		协助患者穿好衣裤,取舒适体位	2		
		整理床单位、开窗通风(口述);标本及时送检	2		
		洗手,记录	1		
健康教育(5分)	嘱患者多饮水 教会患者正确配合方式及相关注意事项		5	未口述扣5分	
人文关怀(5分)	动作轻柔,注意保护患者隐私		5	一项未做到扣3分	
总体评价(10分)	正确指导患者		2	未正确指导患者扣2分	
	遵守无菌操作及消毒原则		4	一项未做到扣2分	
	操作规范,熟练有序		2	操作不规范扣2分	
	沟通合理有效		2	沟通无效扣2分	

【测一测】

1. 为膀胱高度膨胀患者导尿,第一次放尿超过 1 000 mL 时可导致(　　)
A. 血尿
B. 尿痛
C. 蛋白尿
D. 胆红素尿
E. 压力性尿失禁
2. 患者,女性,68 岁,脑卒中后昏迷 1 d,医嘱行留置导尿术,其最主要目的是(　　)
A. 增进患者舒适
B. 训练膀胱功能
C. 方便会阴冲洗
D. 防止出现尿潴留
E. 保持会阴部清洁干燥
3. 长期留置导尿管的患者需要定期更换导尿管的目的是(　　)
A. 便于膀胱冲洗
B. 防止逆行感染

C. 促进患者舒适
D. 防止导尿管老化
E. 培养膀胱反射功能

【知识拓展】

《导管相关感染防控最佳护理实践专家共识》专家解读

（张　祎）

实训十

灌肠术

【实例与思考】

患者孙某,男性,65 岁,高血压。喜食肉类,不喜蔬菜,平时有便秘现象,本次 5 d 未解大便,自诉腹胀,有便意但难以排出。护士应如何解决患者的护理问题?

【目的】

1. 刺激肠蠕动,软化粪便,解除便秘,减轻肠胀气。
2. 清洁肠道,为分娩、肠道手术或检查做准备。
3. 稀释并清除肠腔内有害物质,减轻中毒反应。
4. 为高热患者降温。

【评估】

1. 患者　患者病情、意识、心理状态、排便情况、合作程度,肛周皮肤黏膜状况。
2. 环境　室内温湿度适宜、光线明亮、安静整洁。

【准备】

1. 环境准备　室内温湿度适宜、光线充足、安静整洁。酌情关闭门窗、拉床帘或屏风遮挡患者。
2. 护士准备　着装整洁、修剪指甲、洗手、戴口罩。
3. 患者准备　了解灌肠的目的、方法、注意事项及配合要点。
4. 用物准备　止血钳、石蜡油、弯盘、棉签、卫生纸、橡胶单和垫巾、输液架、水温计、便盆,必要时备屏风,灌肠液种类及液量遵医嘱,灌肠液温度:39 ~41 ℃。

【操作流程】

见表 10-1。

表 10-1　灌肠术操作流程

操作步骤	要点说明
1. 核对解释	选用合适的灌肠液,注意溶液的温度、浓度和量
	向患者及家属解释灌肠的目的、配合事项
2. 安置体位	左侧卧位,双腿屈膝,臀部移至床沿,盖被。不能自我控制排便的患者可取仰卧位,臀下垫便器
3. 铺巾	垫橡胶单和治疗巾于臀下,置弯盘于臀边

续表 10-1

操作步骤	要点说明
4. 挂灌肠筒	液面高于肛门 40～60 cm
5. 戴手套,连接肛管	排尽空气后润滑肛管前端,夹紧备用
6. 插管	一只手持卫生纸分开臀部,暴露肛门嘱患者深呼吸,另一只手持肛管轻轻插入直肠 7～10 cm(小儿 4～7 cm),固定,使溶液缓缓流入肠道
	观察灌肠筒内液面下降情况和患者反应
7. 拔管	液体即将流尽时,夹紧橡胶管,用卫生纸包裹肛管轻轻拔出放入弯盘,擦净肛门,脱手套
8. 整理用物	助患者取舒适卧位,使灌肠液在肠内保留 5～10 min 后排便。若为降温灌肠,需保留 30 min
9. 洗手记录	洗手,在体温单上记录灌肠结果

【注意事项】

1. 妊娠、急腹症、严重心血管疾病等患者禁忌灌肠。

2. 伤寒患者灌肠时溶液不得超过 500 mL,压力要低(液面不得高于肛门 30 cm)。

3. 肝性脑病患者灌肠禁用肥皂水,以减少氨的产生和吸收;充血性心力衰竭和水钠潴留患者禁用 0.9% 氯化钠溶液灌肠。

4. 准确掌握灌肠溶液的温度、浓度、流速、压力和溶液的量。

5. 灌肠时患者如有腹胀或便意时,应嘱患者做深呼吸,以减轻不适。

6. 灌肠过程中应随时注意观察患者的病情变化,如发现脉速、面色苍白、出冷汗、剧烈腹痛、心慌气短时,应立即停止灌肠并及时与医生联系,采取急救措施。

【评分标准】

见表 10-2。

表 10-2 灌肠术评分标准

项目	内容	分值	扣分标准	扣分
基本要求(5 分)	仪表、举止	2		
	礼貌称呼、自我介绍	3	未礼貌称呼或自我介绍扣 2 分	
健康评估(5 分)	评估:询问、了解患者身体状况,排便情况	3	缺一项扣 1 分	
	向患者解释操作目的,取得患者配合	2	解释不清楚扣 2 分	

续表 10-2

项目	内容		分值	扣分标准	扣分
技能操作（70分）	计划与准备	核对医嘱、治疗单(卡)	2	未核对扣2分，一处不符合要求扣1分	
		洗手，戴口罩	3	一处不符合要求扣1分	
		按要求备齐用物	5	少一件或一件不符合要求扣1分	
	灌肠	携用物至患者床旁核对床号、姓名	3	不核对扣3分，核对不全一处扣1分	
		告知患者操作流程和配合，关闭门窗，遮挡患者	5	未告知扣3分，一处不符合要求扣1分	
		根据病情及病变部位选择适当的体位(常用侧卧位)，将裤腿退至膝部，臀下垫橡胶中单和垫巾，弯盘置于臀边，盖好盖被	6	一处不符合要求扣2分	
		将灌肠袋挂于输液架上，液面高于肛门40～60 cm	6	一处不符合要求扣2分	
		石蜡油润滑肛管前端，排出管内气体，用血管钳夹紧管子	5	一处不符合要求扣1分	
		分开臀部，露出肛门，将肛管轻轻插入直肠7～10 cm	8	一处不符合要求扣2分	
		一只手固定肛管，另一只手松开血管钳，使溶液缓慢流入	4	不用手固定肛管扣2分	
		观察液面下降情况，询问患者感觉，安慰患者	4	一处不符合要求扣2分	
		药液注入完毕，夹闭肛管，用卫生纸包住肛管，轻轻拔出置于弯盘内，擦净肛门，协助患者平卧，尽可能保留10～20 min后再排便。不便下床者，给予便器	6	一处不符合要求扣2分	
		询问和观察患者反应，告知注意事项，协助患者取舒适体位，整理床单位和用物，致谢	3	一处不符合要求扣1分	
	操作后	整理衣被，分类处理用物，洗手	5	一处不符合要求扣2分	
		记录情况	5	不记录或记录不准确扣2分	

续表 10-2

项目	内容	分值	扣分标准	扣分
健康教育（5 分）	灌肠过程中，患者有便意时指导患者做深呼吸，同时适当调低灌肠筒的高度，减慢流速	2	未询问及观察患者扣 5 分，指导不全扣 2 分	
	指导患者如有心慌、气促等不适症状，立即平卧，暂停操作，避免意外的发生	3		
人文关怀（5 分）	语言通俗易懂，态度和蔼，沟通有效	5	态度、语言不符合要求各扣 1 分，沟通无效扣 2 分	
总体评价（10 分）	全过程动作熟练、规范，符合操作原则	5	一处不符合要求酌情扣 1 ~ 2 分	

【测一测】

1. 大量不保留灌肠时，肛管插入直肠的深度为（　　）

A. 3 ~ 4 cm

B. 5 ~ 6 cm

C. 7 ~ 10 cm

D. 15 ~ 20 cm

E. 20 ~ 22 cm

2. 为高热患者行灌肠法降温时，做法错误的是（　　）

A. 调节灌肠液温度为 28 ~ 32 ℃

B. 选用生理盐水做灌肠液

C. 灌肠液量为 500 ~ 1 000 mL

D. 为患者取左侧卧位灌肠

E. 灌肠后保留灌肠液 1 h

3. 患者，女性，72 岁。因腹胀、腹痛就医，4 d 未排便。触诊腹部较硬且紧张，可触及包块，肛诊可触及粪块。医嘱行小量不保留灌肠。为患者调节灌肠液液面与肛门距离为（　　）

A. 15 cm 以下

B. 20 cm 以下

C. 30 cm 以下

D. 50 cm 以下

E. 60 cm 以下

【知识拓展】

中药保留灌肠的临床应用

（张　祎）

实训十一 口服给药术

【实例与思考】

患者李某，女性，40 岁，患有缺铁性贫血，遵医嘱给予乳酸亚铁口服液 20 mL，tid，po，pc（每天 3 次，口服，饭后），维生素 C 0.1 g，tid，po。如何为患者进行用药指导？

【目的】

协助患者遵照医嘱安全、正确地服下药物，以减轻症状、治疗疾病、维持正常生理功能；协助诊断，预防疾病。

【评估】

1. 患者　患者病情、意识状态、自理能力、合作程度、用药史、过敏史、不良反应史；有无口腔、食管疾病，吞咽困难等；是否了解药物的性质、服药方法、注意事项及药物之间的相互作用；是否了解用药效果及不良反应。

2. 环境　无干扰的给药环境。

【准备】

1. 环境准备　室内温湿度适宜、光线充足、安静整洁。

2. 护士准备　着装整洁、修剪指甲、洗手、戴口罩。

3. 患者准备　了解口服给药术的目的、方法、注意事项及配合要点。

4. 用物准备　发药车、药物、小药杯、服药本、药匙、量杯、滴管、研钵、湿纱布、速干手消毒剂、水壶（内盛温开水）、水杯（患者自备）、垃圾桶（套黄色垃圾袋）。

【操作流程】

见表 11-1。

表 11-1　口服给药术操作流程

操作步骤	要点说明
备药：	洗手，戴口罩，备齐用物
1. 核对医嘱	核对服药本和小药卡，按照患者床号顺序将小药卡插入发药盘内，放好药杯
2. 取药	先固体药，后液体药，每次只取一位患者的药物，不同剂型药物用不同的取药方法
3. 再次核对	配药完毕，将服药本和小药卡逐一进行核对，无误后再由另一名护士核对一遍，准确无误后备用
4. 整理用物	整理用物和药柜

续表 11-1

操作步骤	要点说明
发药:	依据服药本,按照床号顺序逐一核对服药盘内的小药卡和药物
1. 洗手、核对药物	在规定时间,携服药本、温开水到患者床旁 严格“三查七对”,确认无误后发药
2. 核对	核对患者、床头卡、服药本、小药卡、药物
3. 解释	解释服药目的及注意事项 取得患者合作,建立护患信任
4. 安置体位,确认服药	同一患者的药物应一次性取出 鼻饲患者将研碎的药物溶解后,从胃管注入;婴幼儿、危重患者及不能自行服药者应喂服
5. 用药指导	向患者及家属说明药物预期效果、不良反应以及自护措施 对药杯、药盘进行清洁或消毒处理,防止交叉感染
6. 再次核对	确保发药无误
7. 清理用物、洗手	药杯清洁消毒备用,清洁药盘和药车,防止交叉感染
8. 观察用药后反应	发现异常应及时与医生联系,酌情处理
9. 记录	记录执行时间和患者反应

【注意事项】

1. 严格执行查对制度,防止出现取药、发药差错。

2. 发药时问题处理:同一患者的药物应一次性取出药盘,不同患者的药物不可同时取出,以免发生差错。如遇患者提出疑问,护士要认真听取,重新核对,确认无误后再耐心解释,协助患者服下,不能自行服药的危重患者、儿童应喂服。鼻饲者将药研碎,用温开水溶解后从胃管内灌入,再注入少量温开水将管壁内药液冲净。如患者突然呕吐,应查明原因,再行处理。麻醉药、催眠药、抗肿瘤药更应注意观察。如患者不在或因故暂时不能服药,应将药物带回保管,适时再发或交班。

3. 发药后观察:观察患者服药后的治疗效果和不良反应,有异常情况时应及时与医生联系,进行相应处理。

【评分标准】

见表 11-2。

表 11-2　口服给药术评分标准

项目	内容		分值	扣分标准	扣分
基本要求（5 分）	仪表、举止		2		
	礼貌称呼、自我介绍		3	未礼貌称呼或自我介绍扣 2 分	
健康评估（10 分）	评估患者病情、意识状态、自理能力、合作程度、用药史、过敏史、不良反应史		3	未评估不得分，评估不完全酌情扣分	
	评估有无口腔、食管疾病，吞咽困难等		2	未评估不得分，评估不完全酌情扣分	
	了解药物的性质、服药方法、注意事项及药物之间的相互作用		2	未评估不得分，评估不完全酌情扣分	
	了解用药效果及不良反应		2	未评估不得分，评估不完全酌情扣分	
	环境评估：无干扰的给药环境		1	未评估扣 1 分	
技能操作（60 分）	计划与准备	护士准备：衣帽整洁，洗手，戴口罩	3	根据情况酌情扣分	
		按要求备齐用物	5	少备物品酌情扣分	
	备药	核对医嘱与服药本，按床号顺序将小药牌插入发药盘内，准备药杯	3	未核对扣 3 分	
		核对服药本上床号、姓名、药名、浓度、剂量、时间进行摆药	5	未核对扣 3 分 摆药不正确扣 2 分	
		固体药用药匙取出	5	取药不正确酌情扣分	
		液体药充分摇匀，标签朝向掌心，倒药液至所需刻度。不足 1 mL 用滴管计算，先于药杯中倒入少量温开水，再滴入药液	5	取药不正确酌情扣分	
		备药完毕，再次核对	3	未核对扣 3 分	
	发药	洗手，两人核对	5	未洗手扣 2 分，未核对扣 3 分	
		备好温开水，携服药本按床号顺序依次送药至患者床旁	5		
		核对床号、姓名，药物浓度、剂量、时间、用法	3	未核对扣 3 分	
		协助患者取舒适体位，按病情需要协助患者服药	7	未做到酌情扣分	
		再次查对	3	未核对扣 3 分	
	发药后处理	收回药杯，按消毒原则处理	5	未按要求处理扣 5 分	
		观察服药后反应	3		

续表 11-2

项目	内容	分值	扣分标准	扣分
健康教育（10 分）	指导患者避免用茶水服药	2	未进行指导按该项分值酌情扣分	
	服药时机:健胃药饭前服、助消化药及对胃黏膜有刺激的药饭后服、催眠药睡前服、驱虫药空腹或半空腹服	2	口述不全酌情扣分	
	服药体位:婴幼儿抱起取半坐卧位,管饲患者要抬高床头	2	口述不全酌情扣分	
	患者口服给药的方法、配合要点、服用特殊要求、注意事项	2	口述不全酌情扣分	
	慢性病和出院后继续服药的患者按时、正确、安全服药	2	口述不全酌情扣分	
人文关怀（10 分）	为患者安置舒适正确体位	3	未做到全扣	
	尊重患者,关注患者感受,满足需要	4	未做到全扣	
	与患者或家属有效沟通	3	未沟通全扣,无针对性酌情扣分	
总体评价（5 分）	态度和蔼,沟通良好	1	酌情扣分	
	患者正确服用所发药物	2		
	动作娴熟,在规定时间内完成	2	超时停止操作,扣完	

【测一测】

1. 患者,女性,34 岁,细菌性尿道炎,需口服磺胺类药物。护士对其进行用药指导时强调服药期间多喝水的原因是(　　)

A. 增强药效

B. 利于药物吸收

C. 平衡血液酸碱度

D. 减轻消化道刺激

E. 减少药物在肾脏的结晶

2. 患者,男性,48 岁,因上呼吸道感染需同时服用以下药物,应在最后服用的药物是(　　)

A. 氨茶碱

B. 甘草片

C. 维生素 C

D. 莲花清瘟胶囊

E. 罗汉果止咳糖浆

【知识拓展】

口服药在人体内是如何代谢的？

（张　祎）

实训十二　药物抽吸术

【实例与思考】

患者张某，女性，28 岁，因发热 1 h 就诊，门诊测体温 39.8 ℃，医嘱：氨基比林 2 mL 肌内注射。护士如何进行药液的抽吸？

【目的】

严格按照无菌操作原则和查对制度正确抽吸药物。

【评估】

1.药物　给药前评估药物的名称、剂量、给药途径、有效期，药物的颜色、有无絮状物、有无颗粒状漂浮物等，确保药物未被污染、保存药物的容器以及抽吸药物的注射器完整。

2.环境　室内温湿度适宜、光线明亮、安静整洁，符合无菌操作要求。

【准备】

1.环境准备　病室安静、整洁、光线适宜。

2.护士准备　着装整洁，衣帽规范，戴口罩，洗净双手。

3.用物准备　安瓿、密封瓶、消毒液、注射器、针头、消毒纱布、医嘱单、砂轮、棉签、纱布、启瓶器。

【操作流程】

见表 12-1。

表 12-1　药物抽吸术操作流程

操作步骤	要点说明
1.洗手，戴口罩	防止交叉感染
2.查对注射卡、药物和溶媒	严格执行查对制度，检查药物质量 严格无菌操作
3.自安瓿内吸取药液 将安瓿尖端药液弹至体部 消毒瓶颈，用砂轮锯一划痕，再次消毒 打开注射器，旋紧针头，取下保护帽	保证药液有效剂量 用 75% 乙醇消毒，防止细菌和微粒污染 检查针头是否连接紧密，防止漏气

续表 12-1

操作步骤	要点说明
抽药	将针头斜面向下插入安瓿液面下，手持活塞柄抽取药液，应避免针栓插入安瓿而污染药液
	不得握持活塞体，避免污染注射器
排气	抽吸完毕，将针头垂直向上，向下轻拉活塞柄，使针头中的药液流入注射器内，使气泡聚集在乳头口，稍推活塞，驱尽气体针头插入安瓿备用，防止针头污染
4. 自密封瓶内吸取药液 开盖，消毒	用启瓶器打开药品，消毒两次
打开一次性注射器	检查注射器，旋紧针头
注空气	注射器内先抽取与所需药液等量空气，将针头穿过瓶盖中心刺入瓶内，将空气注入，减少负压，便于操作
抽药	倒转药瓶，调整针头位置，抽取所需剂量药液后，将针梗完全刺入密封瓶
5. 再次查对，备用	再次查对，放入治疗盘内备用
6. 清理用物，洗手	将废弃垃圾分类处理

【注意事项】

1. 严格执行无菌操作原则和查对制度。
2. 抽药时不可用手握活塞体部，避免污染药液。
3. 根据药液的性质抽药。
4. 药液现用现抽吸，避免污染和效价降低。

【评分标准】

见表 12-2。

表 12-2 药物抽吸术评分标准

项目	内容	分值	扣分标准	扣分
基本要求（5 分）	仪表端庄、服装整洁	2	一项不符合要求扣 1 分	
	礼貌称呼、自我介绍	3	未礼貌称呼或自我介绍扣 2 分	
健康评估（10 分）	给药前评估药物的名称、剂量、给药途径、有效期	5	评估少一项扣 2 分	
	给药前评估药物的颜色、有无絮状物、有无颗粒状漂浮物等，确保药物未被污染	3	不符合要求扣 2 分	
	评估保存药物的容器以及抽吸药物的注射器是否完整	2	不符合要求扣 2 分	

续表 12-2

项目	内容		分值	扣分标准	扣分
技能操作（80 分）	核对医嘱		5	未核对医嘱扣 5 分	
	检查药品		5	未检查药名、药物质量及有效期扣 5 分	
	自安瓿内吸药法	将安瓿尖端药液弹至体部	5	未弹药液，未检查注射器包装是否过期、漏气酌情扣分	
		乙醇棉签消毒安瓿颈部，用砂轮在安瓿颈部划一锯痕，然后重新消毒，拭去细屑，用小纱布按住颈部，折断安瓿	5	消毒不正确扣 5 分	
		用注射器将针头斜面向下，伸入安瓿内的液面下，抽动活塞进行吸药。吸药时不得用手握住活塞，只能持活塞柄	10	抽取药液方法不规范扣 5 分 抽药液量不准、药液浪费扣 5 分	
	自密封瓶内吸药法	除去铝盖中心部分，用 2% 碘酊、70% 乙醇棉签消毒瓶塞	5	消毒不合格扣 5 分	
		待干后往瓶内注入所需药液的等量空气	5	抽取药液方法不规范扣 5 分	
		倒转药瓶及注射器，使针头在液面下，吸取所需药量，再以示指固定针栓，拔出针头	10	抽药液量不准、药液浪费扣 5 分 拔出针头时未固定针栓扣 5 分	
		排尽空气：将针头斜面向上，轻拉活塞使针头中的药液流入注射器内，并使气泡聚集在乳头口，稍推活塞，驱出气体	15	药液流下污染针头扣 5 分 浪费药液扣 5 分 气体未排净扣 5 分	
		将安瓿或密封瓶套在针头上，再次核对后放于无菌巾或无菌棉垫中备用	10	套针帽时针头污染扣 5 分 未放入无菌巾内扣 5 分	
		洗手，在注射器上贴上标签并注明	5	未洗手、贴标签各扣 3 分	
总体评价（5 分）	无菌操作、职业防护		3	违反无菌操作，扣完	
	动作娴熟，在规定时间内完成		2	超时停止操作，扣完	

【测一测】

1. 在使用灭菌注射器时,手可接触的部分为(　　)

A. 针头

B. 乳头

C. 针尖

D. 针梗

E. 活塞柄

2. 自安瓿内抽吸药液,做法错误的是(　　)

A. 手握活塞吸药

B. 将安瓿尖端药液弹至体部

C. 用乙醇棉签消毒安瓿颈部及砂轮

D. 将注射器针尖斜面向下,放在安瓿内液面下

E. 用砂轮在安瓿颈部划一锯痕,重新消毒再折断安瓿

【知识拓展】

一次性注射器研究进展

(张　祎)

实训十三

皮内注射术

【实例与思考】

患者李某,女性,44 岁。因咳嗽、咽痛 2 d 入院治疗。门诊以“化脓性扁桃体炎”收住入院。护士如何为患者行青霉素皮试?

【目的】

1. 将小量药液注入于表皮与真皮之间,用于各种药物过敏试验,以观察有无过敏反应。

2. 用于预防接种。

3. 用于局部麻醉的起始步骤。

【评估】

1. 患者　患者用药史及药物过敏史、家族史、病情、意识状态、心理状况及合作程度、注射部位的皮肤状况。

2. 环境　室内温湿度适宜、光线明亮、安静整洁。

【准备】

1. 环境准备　环境清洁,符合无菌原则要求。

2. 护士准备　着装整洁、修剪指甲、洗手、戴口罩。

3. 患者准备　了解皮内注射的目的、方法、注意事项及配合要点。

4. 用物准备　青霉素皮试液、1 mL 注射器、消毒液(75% 乙醇)、污物缸、肾上腺素 1 支、弯盘、处置本(注射卡片)、手消液、治疗盘。

【操作流程】

见表 13-1。

表 13-1　皮内注射术操作流程

操作步骤	要点说明
1. 核对解释	核对患者、注射单和药物,解释
2. 安置体位	取舒适体位,选择前臂掌侧下段为注射部位
3. 消毒	用 75% 乙醇消毒皮肤,待干
4. 再次核对	再次核对,排尽注射器内空气,调整针头斜面与刻度在同一水平

续表 13-1

操作步骤	要点说明
5. 进针推药	左手绷紧注射部位皮肤，右手持注射器，针头斜面向上，与皮肤呈 5° 角刺入，待针尖刺入表皮后，即放平注射器，使针梗与皮肤平行，将针头斜面完全刺入皮内左手拇指固定针栓，右手缓慢推注规定剂量，局部可呈颜色苍白、毛孔变大的球形隆起
6. 拔针	注射完毕拔出针头，避免用棉签按压，保证推注剂量和试验结果的准确
7. 再次核对	核对，询问患者反应，协助取舒适卧位，观察、记录皮试部位和时间
8. 指导	皮试局部勿揉擦、碰压，如有不适，及时通知医生及护士，20 min 后观察结果
9. 整理用物，洗手	整理用物，七步洗手法洗手
10. 观察结果，记录	如试验结果为阳性，应在相关记录单上用红色“+”记录

【注意事项】

1. 做药敏试验前，应详细询问患者有无过敏史，如患者有过敏史不可做皮试，应及时与医生联系，更换其他药物。

2. 进针角度以针尖斜面全部进入皮内为宜，以免进针角度过大将药液注入皮下，影响结果的观察和判断。

3. 做药敏试验前，备好急救药品，以防发生意外。

4. 若药敏试验结果阳性，应告知患者及家属不能再用该种药物，并记录在病历上。

【评分标准】

见表 13-2。

表 13-2 皮内注射术评分标准

项目	内容	分值	扣分标准	扣分
基本要求（5 分）	着装整齐、戴口罩、洗手	2	一项不合格扣 2 分	
	礼貌称呼、自我介绍	3	未礼貌称呼或自我介绍扣 2 分	
健康评估（10 分）	患者病情、治疗情况、用药史、过敏史、家族史、活动能力	6	缺一项扣 1 分	
	患者意识状态、心理状态、对用药的认知及合作程度	3	缺一项扣 1 分	
	注射部位的皮肤情况	1	缺一项扣 1 分	

续表 13-2

项目	内容		分值	扣分标准	扣分
技能操作（70 分）	皮试液配置	按医嘱要求备药	2	药物准备不齐扣 2 分	
		核对药名、有效期、药品质量，核对稀释液质量及有效期，除去铝盖中央部分，常规消毒瓶口	4	核对、消毒不合格各扣 2 分	
		乙醇或碘伏棉签环形消毒安瓿颈部，在安瓿颈部划一锯痕，再次乙醇或碘伏消毒，折断安瓿（弹—消—锯—消—折）	2	不规范酌情扣分	
		取注射器连接针头试通畅吸药：一只手示、中指夹青霉素药瓶，瓶签朝自己，另一只手持注射器将针梗刺入药瓶内，向青霉素中注入生理盐水 4 mL，稀释成每毫升 200 U 的皮试液，摇匀	12	药液未混匀或操作方法不合格扣 2 分 污染一次扣 3 分 稀释过程回吸量不准一次各扣 3 分 稀释错误扣 6 分	
	皮内注射	备药与医嘱核对，推车至床前，查对床号、姓名，询问有无过敏史，交代注射过程中的注意事项，取得患者配合	6	查对不合格扣 3 分 交代不清楚扣 3 分	
		选择注射部位（前臂掌侧下段），75% 乙醇消毒皮肤，待干	6	注射部位不对扣 5 分，消毒不合格扣 5 分	
		排气	2	排气不干净扣 2 分	
		再次核对，一只手绷紧皮肤，另一只手持注射器，示指固定针栓，针头斜面向上，与皮肤呈 5° 角刺入皮内。待针头斜面完全进入皮内后，放平注射器，注入药液 0.1 mL	10	无再次核对扣 2 分 进针角度大扣 5 分 注液剂量不准扣 5 分 皮丘不标准扣 5 分	
		迅速拔针，勿按压穿刺点，20 min 后观察结果	5	拔针后按压扣 5 分	
		再次核对	5	未核对扣 5 分	
		协助患者取舒适卧位，交代注意事项	6	未协助患者扣 3 分 未交代注意事项扣 3 分	
		整理用物	5	未按消毒隔离原则处理用物扣 5 分	
		洗手，在治疗卡上签字（执行时间、执行者）	5	未记录执行时间或未签字扣 3 分 观察不仔细、记录不及时扣 2 ~4 分	

续表 13-2

项目	内容	分值	扣分标准	扣分
健康教育(5分)	教会患者正确配合方式及相关注意事项	5	未做到酌情扣分	
人文关怀(5分)	为患者安置舒适正确体位 尊重患者,关注患者感受,满足患者需要与患者或家属有效沟通	5	未做到酌情扣分	
总体评价(5分)	无菌操作、职业防护	3	违反无菌操作,扣完	
	动作娴熟,在规定时间内完成	2	超时停止操作,扣完	

【测一测】

1. 皮内注射时,针头刺入的深度应是针梗的(　　)

A. 针尖斜面

B. 1/3

C. 2/3

D. 1/2

E. 全部

2. 青霉素皮内注射的剂量是(　　)

A. 10 U

B. 20 U

C. 80 U

D. 100 U

E. 150 U

3. 链霉素皮内注射的剂量是(　　)

A. 0.25 U

B. 2.5 U

C. 25 U

D. 250 U

E. 2 500 U

4. 患者,男性,33 岁。在工地被钢钉扎伤后入院治疗,在接受破伤风脱敏注射时出现轻微反应,护士应采取的措施正确的是(　　)

A. 停止注射,就地平卧

B. 报告医生,建立静脉通路

C. 更换药物行脱敏注射

D. 遵医嘱注射苯海拉明抗过敏

E. 停止注射,反应消退后减少剂量增加注射次数

【知识拓展】

提高护生皮内注射穿刺成功率的新进展

（张　祎）

实训十四 皮下注射术

【实例与思考】

患者，女性，59 岁，因右颈部淋巴瘤术后 1 月余入院，入院查血常规提示血小板为 $1.6\times10^9/L$。医嘱：重组人类细胞集落刺激因子 300 μg，皮下注射。护士如何根据该医嘱给药？

【目的】

常用于预防接种、局部麻醉或不宜经口服法给药，要求在一定的时间内发生药效时。

【评估】

1. 患者　患者病情、年龄、意识、心理状态、合作程度、局部皮肤、过敏史、用药史、家族史、肢体活动度、心肺功能。

2. 环境　室内温湿度适宜、光线明亮、安静、整洁。

【准备】

1. 环境准备　室内温湿度适宜、光线充足、安静、整洁。

2. 护士准备　着装整洁、修剪指甲、洗手、戴口罩。

3. 患者准备　了解皮下注射的目的、方法、注意事项及配合要点。

4. 用物准备

(1)治疗盘内备：药物(遵医嘱)、安尔碘消毒液、棉签、无菌治疗巾、注射器(1～2 mL)、垫巾。

(2)其他：速干手消毒剂、治疗单、手表、笔、利器盒。必要时备手套、医疗垃圾桶、生活垃圾桶。

【操作流程】

见表 14-1。

表 14-1　皮下注射术操作流程

操作步骤	要点说明
1. 核对解释	携物至床旁，核对
	向患者解释操作的目的、方法及注射的药物及其作用
2. 选择部位	上臂三角肌下缘外侧或股外侧

续表 14-1

操作步骤	要点说明
3. 消毒皮肤	安尔碘消毒，以注射点为中心用螺旋式动作从中心向外旋转涂擦 2 次，直径应在 5 cm 以上
4. 排气	排尽注射器内空气
5. 注射	左手紧绷注射部位皮肤，右手持注射器，针头斜面向上与皮肤呈 30° ~ 40° 角，快速刺入皮下，刺入深度为针头的 1/2 ~ 2/3 为宜，固定针头，左手拇指、示指回抽注射器无回血，缓慢注入药物
6. 拔针	注药毕，拔针用干棉签按压针眼
7. 整理记录	再次核对医嘱、患者、药物
	整理用物
	七步洗手
	记录

【注意事项】

1. 对皮肤有刺激性的药物一般不作皮下注射。
2. 进针角度不宜超过 45°，以免刺入肌层。
3. 对长期皮下注射者，应经常更换注射部位，以保证药物的充分吸收。
4. 如注射的药物少于 1 mL，需用 1 mL 注射器，以保证注入药物的剂量准确。

【评分标准】

见表 14-2。

表 14-2　皮下注射术评分标准

项目	内容	分值	扣分标准	扣分
基本要求（5 分）	仪表、举止	2		
	礼貌称呼、自我介绍	3	未礼貌称呼或自我介绍扣 2 分	
健康评估（10 分）	评估：病情、意识、注射部位皮肤情况、心理状态、合作程度等（口述）	4	缺一项扣 1 分	
	与患者沟通时态度和蔼，符合病情特点	4	不符合病情扣 2 分，其余未做到扣 1 分	
	关注患者心理反应	2		

续表 14-2

项目	内容		分值	扣分标准	扣分
技能操作(72 分)	计划与准备	洗手、戴口罩	2	忘洗或忘戴扣完，补做扣 1 分	
		按要求备齐用物	4	缺一项全扣	
		核对治疗单，查对消毒液、棉签、注射器、药物等	4	漏查一项扣 1 分	
	皮下注射	核对药物，正确消毒安瓿并折断	4		
		正确抽吸药液，排气(药液不漏、不余、不污染)，置注射盘内	9	浪费药液扣 5 分	
		携用物至患者床旁，核对，协助患者取舒适体位	4	一项不符合扣 1 分	
		正确选择注射部位，常规消毒皮肤，方法正确，棉签无倒置，无污染	8	选择注射部位不正确扣 5 分 消毒方法不正确扣 3 分	
		再次核对，排除注射器内空气，排气方法正确	5		
		左手紧绷注射部位皮肤，右手持注射器，针头斜面向上与皮肤呈 30°～40°角，快速刺入皮下，刺入深度为针头的 1/2～2/3 为宜	10		
		固定针头，左手拇指、示指回抽注射器无回血，缓慢注入药物	7		
		注射完毕快速拔针，无菌干棉球按压穿刺部位片刻，核对	5		
	操作后	安置体位，询问需要，感谢配合	2		
		整理衣被、分类处理用物，洗手	2		
		记录情况	2		
	全程	操作过程中注重观察、查对	2	查对不全扣 1 分	
		保持与患者沟通:解释、询问	2	未沟通全扣，沟通不足扣 1 分	
健康教育(4 分)	教会患者正确配合方式及相关注意事项		2		
	根据病情予以针对性指导		2		
人文关怀(4 分)	为患者安置舒适正确体位		2	未做到全扣	
	尊重患者，关注患者感受，满足需要，与患者或家属有效沟通		2	未做到全扣	
总体评价(5 分)	无菌操作、职业防护		3	违反无菌操作，扣完	
	动作娴熟，在规定时间内完成		2	超时停止操作，扣完	

【测一测】

1. 不属于皮下注射的评估内容是(　　)

A. 患者病情

B. 家族史

C. 注射部位皮肤状况

D. 药物的性质

E. 注射部位静脉状况

2. 皮下注射法进针时,针尖与皮肤呈(　　)

A. 10° ~15°

B. 20° ~25°

C. 30° ~40°

D. 45° ~50°

E. 50° ~60°

3. 为糖尿病患者皮下注射胰岛素时应注意(　　)

A. 告知注射的原因及药物不良反应

B. 根据胰岛素的作用时间,指导患者进食

C. 注射部位应交替更换进行注射

D. 密切观察有无低血糖的发生

E. 注射胰岛素后,立即予热敷局部,以利吸收

【知识拓展】

抗凝剂注射

(张　祎)

实训十五 肌内注射术

【实例与思考】

患者杨某，女性，68 岁。因右上腹胀痛不适 1 h 入院，门诊 B 超显示：急性胆囊炎、胆囊结石。医嘱：山莨菪碱 10 mg 肌内注射。如何执行该医嘱？

【目的】

1. 需达到药效和不能或不宜经口服给药时采用；注射刺激性较强或药量较大的药物。
2. 不能或不宜作静脉注射，要求比皮下注射更迅速发挥疗效。

【评估】

1. 患者　患者病情、年龄、注射部位组织状况、意识状态、合作程度。
2. 环境　室内温湿度适宜、光线明亮、安静、整洁。

【准备】

1. 环境准备　室内温湿度适宜、光线充足、安静、整洁。
2. 护士准备　着装整洁、修剪指甲、洗手、戴口罩。
3. 患者准备　了解肌内注射的目的、方法、注意事项及配合要点。
4. 用物准备

(1)治疗盘内备：药物(遵医嘱)、安尔碘消毒液、无菌棉签、无菌治疗巾、砂轮、注射器(5 mL)。

(2)其他：弯盘、速干手消毒剂、治疗单、手表、笔、利器盒。必要时备手套、医疗垃圾桶、生活垃圾桶。

【操作流程】

见表 15-1。

表 15-1　肌内注射术操作流程

操作步骤	要点说明
1. 核对解释	携物至床旁，核对
	向患者解释操作的目的、方法及注射的药物及其作用
2. 选择部位	臀大肌注射法的部位选择： (1)十字法：自臀裂顶点向左或右作一水平线，然后从髂嵴最高点作一垂直线，将一侧臀部分为 4 个象限，其外上象限避开内角为注射部位 (2)连线法：取髂前上棘与尾骨连线的外上 1/3 处为注射区

续表 15-1

操作步骤	要点说明
3. 消毒皮肤	安尔碘消毒,以注射点为中心用螺旋式动作从中心向外旋转涂擦 2 次,直径应在 5 cm 以上
4. 排气	排尽注射器内空气
5. 注射	左手拇指、示指绷紧皮肤,右手呈执笔式持注射器,中指固定针栓针头与皮肤呈 90°,以手臂带动手腕的力量,迅速刺入针梗的 1/2 ~ 2/3,松开左手,抽动活塞,如无回血,缓慢推药
6. 拔针	注药毕,拔针用干棉签按压进针部位
7. 整理记录	整理用物
	七步洗手
	记录

【注意事项】

1. 勿将针梗全部刺入,以防从根部衔接处折断。

2. 2 岁以内的婴幼儿宜选用臀中肌、臀小肌注射。因其独立行走前臀部肌肉发育不完善,为避免损伤坐骨神经,不宜采用臀大肌注射。

3. 长期进行肌内注射的患者,应合理地更换注射部位,并用细长针头,以避免或减少硬结的发生,若已出现硬结,可采用热敷、理疗等措施。

4. 需同时注射两种药物时,应注意配伍禁忌。

【评分标准】

见表 15-2。

表 15-2　肌内注射术评分标准

项目	内容	分值	扣分标准	扣分
基本要求(5 分)	仪表、举止	2		
	礼貌称呼、自我介绍	3	未礼貌称呼或自我介绍扣 2 分	
健康评估(10 分)	核对医嘱、患者,向患者解释,取得合作	2	缺一项扣 0.5 分	
	评估:病情、意识、心理状态、注射部位皮肤、合作程度、询问过敏史等(口述)	4	不符合病情扣 2 分,其余未做到扣 1 分	
	与患者沟通时态度和蔼,符合病情特点	2		
	关注患者心理反应	2		

续表 15-2

项目	内容		分值	扣分标准	扣分
技能操作（72分）	计划与准备	洗手、戴口罩	2	忘洗或忘戴扣完，补做扣1分	
		按要求备齐用物	4	缺一项全扣	
		核对医嘱单、治疗单，查对消毒液、棉签、注射器、药物等	4	漏查一项扣1分	
	肌内注射	核对药物，正确消毒安瓿并折断	4		
		正确抽吸药液，排气（药液不漏、不余、不污染），置注射盘内	8	浪费药液扣5分	
		携用物至患者床旁，核对，协助患者暴露注射部位并取适当体位	4		
		定位：十字法或连线法	4		
		常规消毒皮肤两遍，方法正确，棉签无倒置，无污染	5		
		再次核对，排除注射器内空气，排气方法正确	5		
		注射：以左手拇指和示指紧绷皮肤，右手持注射器，用手臂带动腕部力量，将针头迅速垂直刺入，深度为针头长度的1/2～2/3	10		
		右手固定针头，左手回抽注射器活塞无回血，缓慢注入药物	8		
		注射完毕，按压进针部位，快速拔出针头，并继续按压片刻	2		
		再次核对	2		
	操作后	安置体位，询问需要，感谢配合	2		
		整理衣被，分类处理用物，洗手	2		
		记录情况	2		
	全程	操作过程中注重观察、查对	2	查对不全扣1分	
		保持与患者沟通	2	未沟通全扣，沟通不足扣1分	
健康教育（4分）	教会患者正确配合方式及相关注意事项		2		
	根据病情予以针对性指导		2		
人文关怀（4分）	为患者安置舒适正确体位		2	未做到全扣	
	尊重患者，关注患者感受，满足需要，与患者或家属有效沟通		2	未做到全扣	

续表 15-2

项目	内容	分值	扣分标准	扣分
总体评价(5分)	无菌操作、职业防护	3	违反无菌操作,扣完	
	动作娴熟,在规定时间内完成	2	超时停止操作,扣完	

【测一测】

1. 臀大肌肌内注射,用连线法进行体表定位时,注射区域正确的是(　　)

A. 髂嵴和尾骨连线的外上 1/3 处

B. 髂嵴和尾骨连线的中 1/3 处

C. 髂前上棘和尾骨连线的外上 1/3 处

D. 髂前上棘和尾骨连线的中 1/3 处

E. 髂前上棘和尾骨连线的内 1/3 处

2. 臀大肌肌内注射时,为使肌肉放松,应为患者安置的体位为(　　)

A. 侧卧位,下腿伸直,上腿稍弯曲

B. 仰卧位,足尖相对,足跟分开

C. 俯卧位,足尖相对,足跟分开

D. 端坐位,腰背前倾

E. 站立位,收紧腰腹

3. 进行臀大肌的肌内注射时,应避免损伤(　　)

A. 臀部动脉

B. 臀部静脉

C. 臀部淋巴

D. 坐骨神经

E. 骨膜

【知识拓展】

不同改良肌内注射法

(张　祎)

实训十六

皮试液配制术

【实例与思考】

患者李某，女性，28 岁，因肺炎入院。医嘱：青霉素 80 万 U，2 次/d，静脉滴注，使用前进行皮试。护士如何进行皮试液的配制？

【目的】

准确配制皮试液，正确进行药物过敏试验，保证用药安全。

【评估】

1. 患者　患者的意识状况、心理状态、合作程度等。
2. 环境　室内温湿度适宜、光线充足、安静、整洁。

【准备】

1. 环境准备　室内温湿度适宜、光线充足、安静、整洁。
2. 护士准备　着装整洁、修剪指甲、洗手、戴口罩。
3. 用物准备　注射盘、无菌棉签、无菌纱布、消毒液、1 mL 和 5 mL 无菌注射器、无菌生理盐水、启瓶器、砂轮、治疗单、注射卡、弯盘。

【操作流程】

见表 16-1。

表 16-1　皮试液配制术操作流程

操作步骤	要点说明
1. 检查核对	检查核对医嘱、执行单、注射小卡、药物，检查注射器的有效期、质量
2. 开启密封瓶	常规开启青霉素钠铝盖中心部分，用安尔碘进行消毒，消毒时以铝盖启封处为中心，做环形消毒至铝盖边缘 2 次，取盛有生理盐水的安瓿，消毒并打开
3. 溶解溶液	取青霉素 80 万 U，用 5 mL 注射器抽吸 4 mL 生理盐水，排净空气，注入青霉素药瓶内，摇晃使其溶解成均匀的药液

续表 16-1

操作步骤	要点说明
4. 配制皮试液	消毒密封瓶口
	用 1 mL 注射器抽自密封瓶内抽取药液 0.1 mL,加生理盐水至 1 mL,将注射器内剩余药液与生理盐水混合成均匀的药液
	将注射器内药液弃去 0.9 mL,余 0.1 mL,再加生理盐水至 1 mL,将剩余药液与生理盐水混合成均匀的药液
	再弃去 0.9 mL 药液,余 0.1 mL,再加生理盐水至 1 mL,将剩余药液与生理盐水混合成均匀的药液
	再次核对
5. 整理用物	整理用物,分类处理
	洗手,摘口罩
	记录皮试液配制时间

【注意事项】

1. 应先询问患者的用药史、家族史、过敏史,以确定是否需要配置青霉素皮试液。
2. 配制时,首次溶解青霉素,应选用 5 mL 注射器,其后换用 1 mL 注射器配制,以确保剂量准确。
3. 配置过程中,为保证试验液充分摇匀,操作中应先抽回针梗内的药液,同时带入少许气泡,然后多次上下翻转注射器,摇匀后轻推出气泡。
4. 操作过程中严格执行无菌操作原则,认真检查药液。
5. 青霉素皮试液应现配现用,浓度与剂量应准确无误。

【评分标准】

见表 16-2。

表 16-2　皮试液配制术评分标准

项目	内容	分值	扣分标准	扣分
基本要求(5 分)	仪表、举止	2		
	礼貌称呼、自我介绍	3	未礼貌称呼或自我介绍扣 2 分	

续表 16-2

项目	内容	分值	扣分标准	扣分
技能操作(90 分)	洗手、戴口罩	2	忘洗或忘戴扣完，补做扣 1 分	
	按要求备齐用物	4	缺一项全扣	
	根据医嘱取药 0.9% 生理盐水 10 mL、青霉素 80 万 U，认真核对、检查药液瓶及药液	6	一项未做扣 1 分	
	开启青霉素，消毒瓶塞(消毒 2 遍，放于手臂不能跨越的区域内)	4	一项不规范扣 1 分	
	正确开启生理盐水(生理盐水瓶颈用砂轮划后消毒 2 遍)	2	一项不规范扣 1 分	
	取 5 mL 注射器，检查生产日期、外包装有无裂隙等，取出注射器	8	一项不规范扣 1 分	
	固定针头，拉动活塞，检查注射器(针头有无堵塞、活塞活动情况)	8	一项不规范扣 1 分	
	抽吸生理盐水方法正确，量正确，排气至准确剂量，将生理盐水注入密封瓶内，溶解青霉素	10	一项不规范扣 1 分	
	取 1 mL 注射器，检查生产日期、外包装有无裂隙等后取出注射器	8	未检查扣 4 分，一项不规范扣 1 分	
	固定好针头，拉动活塞，检查注射器(针头有无堵塞、活塞活动情况)	8	未检查扣 4 分，一项不规范扣 1 分	
	取原液 0.1 mL，加生理盐水至 1 mL(口述：每毫升含青霉素 20 000 U)混匀	10	一项不规范扣 2 分	
	弃去 0.9 mL，余 0.1 mL 加生理盐水至 1 mL，混匀(口述：每毫升含青霉素 2 000 U)；弃去 0.9 mL，余 0.1 mL 加生理盐水至 1 mL，混匀(口述：每毫升含青霉素 200 U)	10	一项不规范扣 2 分	
	将装有青霉素皮试液的 1 mL 注射器置于无菌治疗巾内，放注射小卡，再次核对	6	一项不规范扣 2 分	
	清理用物，洗手	4		
总体评价(5 分)	无菌操作、职业防护	3	违反无菌操作，扣完	
	动作娴熟，在规定时间内完成	2	超时停止操作，扣完	

【测一测】

1. 青霉素皮试液为每毫升含青霉素(　　)

A. 20 U

B. 50 U

C. 100 U

D. 200 U

E. 2 000 U

2. 下列皮试液标准不正确的是(　　)

A. 青霉素 200 U/mL

B. 链霉素 250 U/mL

C. TAT 150 U/mL

D. 普鲁卡因 2.5 mg/mL

E. 细胞色素 C 0.75 mg/mL

3. 进行青霉素快速过敏试验需准备的急救药物首选(　　)

A. 链霉素

B. 多巴胺

C. 5% 氯化钙

D. 10% 葡萄糖酸钙

E. 0.1% 盐酸肾上腺素

【知识拓展】

青霉素的发现

(李宗林)

实训十七

密闭式静脉输液术

【实例与思考】

患者韩某，女性，30 岁，因上呼吸道感染入院治疗。医嘱：0.9% 氯化钠注射液 250 mL，青霉素 400 万 U，一天两次，静脉输液。护士如何根据该医嘱给药？

【目的】

1. 补充水分及电解质，预防和纠正水、电解质及酸碱平衡紊乱。
2. 增加循环血量，改善微循环，维持血压及微循环灌注量。
3. 供给营养物质，促进组织修复，增加体重，维持正氮平衡。
4. 输入药物，治疗疾病。

【评估】

1. 患者　患者的年龄、病情、意识、心理状态、合作程度、局部皮肤情况、过敏史、用药史、家族史、肢体活动度、静脉血管情况、心肺功能。
2. 环境　室内温湿度适宜、光线明亮、安静、整洁。

【准备】

1. 环境准备　室内温湿度适宜、光线明亮、安静、整洁。
2. 护士准备　着装整洁、修剪指甲、洗手、戴口罩。
3. 患者准备　了解静脉输液的目的、方法、注意事项及配合要点。
4. 用物准备

(1)治疗盘内备：药物(遵医嘱)、生理盐水、棉签、无菌治疗巾、砂轮、安尔碘、输液器、输液胶贴、输液瓶贴、备用针头、弯盘、垫巾。

(2)其他：速干手消毒剂、治疗单、输液巡视卡、手表、笔、利器盒。必要时备手套、夹板、绷带、输液架、医疗垃圾桶、生活垃圾桶。

【操作流程】

见表 17-1。

表 17-1　密闭式静脉输液术操作流程

操作步骤	要点说明
1. 核对解释	携物至床旁，核对
	向患者解释操作的目的、方法、使用的药物及其作用

续表 17-1

操作步骤	要点说明
2. 核对检查	洗手、戴口罩,核对医嘱、输液执行单、巡视卡和输液瓶贴
	核对药物
	检查药物质量
3. 准备药液	核对药液
	检查溶液质量
	倒贴输液瓶贴
	开启瓶盖,消毒瓶口(根据医嘱加药)
	检查输液器包装、有效期与质量
	打开输液器包装,将输液器针头插入瓶塞至根部
4. 初步排气	关闭调节夹,旋紧头皮针连接处,将液体挂于输液架上
	排气:先将茂菲滴管倒置,抬高滴管下输液管,打开调节夹,使液体流入滴管内,当达到 1/2 ~2/3 满时,迅速倒转滴管,液体缓缓下降,待液体流入头皮针管内即可关闭调节夹,检查输液管内无气泡,将输液管放置妥当
	正确放置头皮针
5. 选择部位消毒	备输液贴
	垫治疗巾、小枕、止血带
	选择穿刺血管及部位,注意应选择粗直、弹性好、避开关节和静脉瓣的静脉
	消毒皮肤
	在穿刺点上方 6 cm 处扎止血带
	再次消毒皮肤
	局部待干
6. 穿刺	再次排气:打开调节夹,再次排气至少量药液滴出,关闭调节夹并检查针头及输液管内有无气泡
	再次核对,取下护针帽
	嘱握拳,一只手在消毒区外绷紧皮肤,固定血管,另一只手持针柄,针头斜面向上,与皮肤呈 15° ~30°自静脉上方或侧方刺入皮下,见回血后,将针头与皮肤平行再进入少许
7. 固定	固定针柄
	松止血带
	嘱松拳
	打开调节器
	输液贴固定
8. 调速并整理记录	根据患者年龄、病情及药液的性质调节输液滴速、核对
	在输液瓶贴上注明滴速填写输液巡视卡
	交代患者注意事项,进行人文关怀,整理用物

续表 17-1

操作步骤	要点说明
9. 拔针按压	输液完毕,关调节器,快速拔针,沿血管方向纵行压迫穿刺点 3 ~5 min
10. 再次核对	再次核对医嘱、患者、药物
11. 整理记录	整理用物,分类处理
	洗手,摘口罩
	记录

【注意事项】

1. 严格执行查对制度和无菌技术操作。连续输液超过 24 h 应每日更换输液器。

2. 长期输液者,应由远心端向近心端选择静脉,不可在同一部位反复穿刺。特殊药物及对血管刺激性大的药物应选择较粗大的静脉,穿刺时应先确定针头在静脉内时再输入,以防止药物外渗,引起组织坏死。

3. 根据病情需要,有计划地安排输液顺序。如需加入药物,应注意配伍禁忌,合理安排,以尽快达到治疗目的。

4. 输液前必须排尽输液管及针头内的空气;输液过程中要及时更换输液瓶及添加药液;输液完毕及时拔针,以预防空气栓塞。

5. 严格掌握输液的速度。对有心、肺、肾疾病的患者,老年患者,婴幼儿以及输注高渗、含钾或升压药液的患者,要适当减慢输液速度;对严重脱水、心肺功能良好者可适当加快输液速度。

6. 输液过程中,应经常巡视,巡视中注意以下情况。

(1)滴入是否通畅,针头或输液管有无漏液,针头有无脱出、阻塞或移位,输液管有无扭曲、受压。

(2)有无溶液外溢,注射局部有无肿胀或疼痛。有些药物如甘露醇、去甲肾上腺素等外溢后会引起局部组织坏死,如发现上述情况,应立即停止输液并通知医生予以处理。

(3)密切观察患者有无输液反应,如患者出现心悸、畏寒、持续性咳嗽等情况,应立即减慢或停止输液,并通知医生,及时处理。每次观察巡视后,应做好记录(记录在输液巡视卡或护理记录单上)。

(4)防止交叉感染,应做到“一人一巾一带”,即每人 1 块治疗巾和 1 条止血带。

(5)静脉留置针输液者,在输液间歇时间,要尽量避免肢体下垂;对能下地活动的患者,避免在下肢留置,以免回血堵塞导管。每次输液前后,应评估穿刺部位及静脉走行有无红、肿、疼痛与不适,如有异常应及时拔除导管,对局部进行处理。一旦发现针管内有回血,应立即用肝素液冲洗,以免堵塞管腔。

7. 静脉留置针一般保留 3 ~5 d,最多不超过 7 d。

【评分标准】

见表 17-2。

表 17-2　密闭式静脉输液术评分标准

项目		内容	分值	扣分标准	扣分
基本要求（5 分）		仪表、举止	2		
		礼貌称呼、自我介绍	3	未礼貌称呼或自我介绍扣 1.5 分	
健康评估（7 分）		评估:病情、意识、心理状态、合作程度等（口述）	3	缺一项扣 0.5 分	
		皮肤情况、肢体活动度、静脉血管情况、心肺功能	3	一项不符合扣 1 分	
		用物准备齐全,摆放合理、美观	1		
技能操作（80 分）	核对检查	洗手、戴口罩	2	一项不符合扣 1 分	
		核对医嘱、输液卡和输液瓶贴	1		
		核对药液,即药名、浓度、剂量、有效期	2	一项不符合扣 0.5 分	
		对光倒置检查药液质量	2		
		填写并贴输液瓶贴,加药,在药液标签旁倒贴瓶贴	2		
	准备药液	开启瓶盖	1	一项不符合扣 1 分	
		棉签蘸消毒液消毒瓶塞至瓶颈 2 次	3		
		将药瓶置治疗车一侧,消毒液待干	1		
		检查输液器包装、有效期与质量,打开输液器包装	2		
		取出输液器针头	1		
		将输液器针头插入瓶塞至根部,输液器袋套在药瓶	2		
	核对解释	备齐用物携至患者床旁,核对患者床号、姓名,解释输液目的并取得合作	3	一项不符合扣 1 分	
	初步排气	关闭调节夹,旋紧头皮针连接处	1	一项不符合扣 1 分	
		将输液瓶挂于输液架上,展开输液管	1		
		先将茂非滴管倒置,抬高滴管下输液管	2		
		打开调节夹,使液体流入滴管内,当达到 1/2～2/3 满时,迅速倒转滴管,液体缓缓下降	2		
		待液体流入头皮针管内即可关闭调节夹,检查输液管内无气泡,将输液管放置妥当（首次排气原则不滴出药液）	5	一次排气不成功扣 4 分,管内有少量气泡酌情扣分	
	皮肤消毒	协助患者取舒适卧位,在穿刺静脉肢体下垫小垫枕与治疗巾	1	一项不符合扣 1 分	
		选择粗直、弹性好、避开关节和静脉瓣的静脉	2		
		在穿刺点上方 6 cm 处扎止血带	2		
		消毒液消毒皮肤（二次消毒）	2		

续表 17-2

项目	内容		分值	扣分标准	扣分
技能操作（80分）	静脉穿刺	再次排气：打开调节夹，再次排气至少量药液滴出	2	一项不符合扣1分	
		关闭调节夹并检查针头及输液管内有无气泡，取下护针帽	2		
		嘱患者握拳，一只手在消毒区外绷紧皮肤、固定血管，另一只手持针柄，使针尖斜面向上并与皮肤成适合角度进针，见回血后再将针头沿血管方向潜行少许	7	穿刺时退一针扣2分，重新穿刺一次扣5分，穿刺失败扣7分	
	固定针头	一只手固定针柄，另一只手松开止血带，打开调节夹，嘱松拳	3	少一项扣1分	
		待液体滴入通畅后用输液贴分别固定针柄、针梗和头皮针下端输液管	3		
	调节滴速	根据患者的年龄、病情和药物性质调节滴速（口述），调节滴速至少15 s	3	少一项扣1分	
		操作后核对患者，告知每分钟滴速及注意事项	2		
		安置患者于舒适体位，放置呼叫器于易取处	1		
	整理用物	整理用物	1		
	记录观察	记录输液卡，并将其悬挂于输液架上	1	少一项扣1分	
		每隔15～30 min巡视病房一次（口述）（此步骤计时结束）	1		
	拔针按压	核对解释，告知患者输液完毕需要拔针（口述）	1	少一项扣1分	
		揭去针柄与头皮针管处输液贴，轻压穿刺点上方，关闭调节夹，迅速拔针	2		
		嘱患者按压片刻至无出血，并告知注意事项（口述）	2		
	操作后	安置体位，询问需要，感谢配合	2	少一项扣1分	
		整理衣被，用物按规定处理，剪断输液管，头皮针及输液器针头置于锐器盒内	3		
		洗手、脱口罩	2		
		记录情况	2		
人文关怀（3分）	护患沟通有效，解释符合临床实际，操作过程体现人文关怀		3	未做到全扣	

续表 17-2

项目	内容	分值	扣分标准	扣分
总体评价（5分）	无菌操作、职业防护	3	违反无菌操作，扣完	
	动作娴熟，在规定时间内完成	2	超时停止操作，扣完	

【测一测】

1. 婴幼儿头皮静脉输液时，一般每分钟不超过(　　)
A. 20 滴
B. 25 滴
C. 30 滴
D. 35 滴
E. 40 滴

2. 输液时滴管内液面自行下降的原因是(　　)
A. 滴管下端输液管有裂隙
B. 滴管上端输液管有裂隙
C. 压力过高
D. 输入速度过快
E. 输液中向滴管内加药

3. 空气栓塞造成患者死亡的原因是空气阻塞了(　　)
A. 肺动脉
B. 肺静脉
C. 肺动脉入口
D. 肺静脉入口
E. 主动脉出口

4. 输液引起肺水肿时的最典型症状是(　　)
A. 发绀，胸闷
B. 两肺可闻及干啰音
C. 咳嗽，咯粉红色泡沫痰
D. 烦躁不安，呼吸困难
E. 脉细弱，血压下降

5. 让空气栓塞患者取头低足高、左侧卧位，是为了避免空气阻塞(　　)
A. 肺动脉
B. 肺静脉
C. 肺动脉入口
D. 肺静脉入口
E. 主动脉出口

6. 滴管内液面过高的处理是(　　)

A. 将滴管内液体挤回输液瓶直至液面正常

B. 拔出输液瓶针举高，待液面降至正常再插回输液瓶

C. 将输液瓶从输液架上取下，倾斜液面，使插入瓶内的针头露出液面，直至液面正常再挂回

D. 折叠滴管上端输液管，同时挤压滴管，迫使液体快速进入静脉，直至液面降至正常

E. 用注射器抽 3 mL 空气，从滴管处注入使液面降至正常

7. 对输液引起的发热反应的处理错误的是(　　)

A. 及时通知医生

B. 患者寒战时增加盖被

C. 高热时予以物理降温

D. 据医嘱注射药物

E. 保留剩余液体，待症状减轻后再输入

【知识拓展】

可视化静脉穿刺技术

（刘玉华）

实训十八

吸氧术

【实例与思考】

患者李某，女性，59 岁，咳嗽、咳大量脓痰，伴气促、发绀，体温 38.5 ℃，脉搏 108 次/min，呼吸 24 次/min，血压 130/88 mmHg，医嘱：吸氧，立即执行。护士如何为患者进行吸氧?

【目的】

学习为患者提供足够浓度的氧的方法，提高患者血氧含量及动脉血氧饱和度，纠正或减少缺氧对机体的不利影响。

【评估】

1. 患者　患者的病情、年龄、缺氧程度和症状以及鼻腔状况(有无鼻息肉、鼻中隔偏曲或分泌物堵塞)，患者的意识状态、对吸氧的认知及合作程度等。

2. 环境　室内安全、安静、整洁。

【准备】

1. 环境准备　室内温湿度适宜、安全、光线充足、安静、整洁。

2. 护士准备　着装整洁、修剪指甲、洗手、戴口罩。

3. 患者准备　了解吸氧的目的、方法、注意事项及配合要点。

4. 用物准备

(1)治疗盘内备：盛放凉开水的治疗碗 1 个、冷开水或蒸馏水、棉签、纱布 1 块、鼻导管、镊子及容器、胶布。

(2)其他：中心给氧系统、氧气筒、氧气流量表、湿化瓶、吸氧记录单、速干手消毒剂、治疗单、手表、笔、医疗垃圾桶、生活垃圾桶。

【操作流程】

见表 18-1、表 18-2。

表 18-1　中心吸氧术操作流程

操作步骤	要点说明
1. 备物、核对、解释	按医嘱备好操作物品，检查物品有效期、质量
	携用物至床旁，核对
	向患者解释操作的目的、方法及其作用

续表 18-1

操作步骤	要点说明
2. 给氧	用棉签清洁患者鼻孔
	将氧气表与供氧装置接通后,装湿化瓶,连接鼻导管
	按医嘱调节氧流量
	检查导管是否通畅
	鼻导管插入患者鼻孔,并进行固定
	观察并记录
3. 停氧	取下鼻导管,关流量表
	卸下湿化瓶,同时将氧气表卸下
	再次核对医嘱、执行单、患者、氧流量
4. 整理记录	整理用物
	洗手,摘口罩
	记录给氧的时间、流量等

表 18-2　氧气筒吸氧术操作流程

操作步骤	要点说明
1. 备物、核对、解释	按医嘱备好操作物品,检查物品有效期、质量
	携用物至床旁,核对
	向患者解释操作的目的、方法及其作用
2. 给氧	打开氧气筒总开关,冲去灰尘,关好总开关
	将氧气表接于氧气筒的气门上用扳手旋紧,装湿化瓶
	关流量表,打开总开关,检查有无漏气
	用棉签清洁患者鼻孔
	连接鼻导管,开流量表开关,检查管道是否通畅
	按医嘱调节氧流量
	鼻导管插入患者鼻孔,并进行固定
	观察并记录
3. 停氧	取下鼻导管,关流量表
	再关总开关
	重开流量表,放出余气,再关流量表
	卸下湿化瓶,同时将氧气表卸下
4. 整理记录	整理用物,分类处理
	记录给氧的时间、流量等

【注意事项】

1. 严格遵守操作规程，注意用氧安全，做好“四防”，即防震、防火、防热、防油。

(1)在搬运氧气筒时，避免倾倒，勿撞击，以防爆炸。

(2)氧气筒应放在阴凉处，在筒的周围严禁烟火和放置易燃品，距火炉至少 5 m、暖气 1 m。

(3)氧气表及螺旋口上勿涂油，也不可用带油的扳手装卸，以免引起燃烧。

(4)氧气筒内氧气不可用尽，压力表指针降至 0.5 MPa 时，即不可再用，以防灰尘进入，再次充气时发生爆炸。

(5)对已用空和未用的氧气筒，应分别挂“空”或“满”的标志，以方便及时调换氧气筒，以免急用时因搬错氧气筒而影响抢救速度。

2. 使用氧气时，应先调节氧流量，再插管应用；停用氧时，应先拔管，再关氧气开关；中途改变氧流量时，应先将鼻导管取下，调节好氧流量后，再与患者连接，以免因开错开关，使大量气体突然冲入呼吸道而损伤肺组织。

3. 用氧过程中，应密切观察患者缺氧症状有无改善，定时测量脉搏、血压，观察其精神状态、皮肤颜色及温度、呼吸方式等；还可测定动脉血气分析判断疗效，以便选择适当的用氧浓度。

4. 持续鼻导管给氧的患者，鼻导管应每日更换 2 次以上，双侧鼻孔交替插管，以减少刺激鼻黏膜。及时清除鼻腔分泌物，以防堵塞鼻导管。鼻塞给氧应每日更换鼻塞。面罩给氧应 4 ~8 h 更换一次面罩。

【评分标准】

见表 18-3、表 18-4。

表 18-3　中心吸氧术评分标准

项目		内容	分值	扣分标准	扣分
基本要求（5 分）		仪表、举止	2		
		礼貌称呼、自我介绍	3	未礼貌称呼或自我介绍扣 1.5 分	
健康评估（10 分）		评估环境，中心供氧管道通畅、压力正常，出氧口无灰尘、无明火、无热源、无油，病房内无人吸烟	3	缺一项扣 0.5 分	
		评估病情、意识、身体状况及缺氧程度、鼻腔状况、心理状态、合作程度等（口述）	4	缺一项扣 0.5 分	
		与患者沟通时态度和蔼，符合病情特点	2		
		关注患者心理反应	1		
技能操作（72 分）	计划与准备	洗手、戴口罩	2	忘洗或忘戴扣完，补做扣 1 分	
		按要求备齐用物，检查有效期	3	缺一项全扣	
		核对治疗单，携至患者床旁，查对治疗单和腕带（床号、姓名、性别、住院号）	4	未问候扣 1 分，查对不认真扣 2 分，未查对扣 4 分	

续表 18-3

项目	内容		分值	扣分标准	扣分
技能操作（72分）	吸氧	向患者解释操作目的和配合方法，取得合作	3	解释不到位扣2分，未解释扣3分	
		环境整洁、安全，患者体位舒适	3	一项不符合要求扣1分	
		用湿棉签清洁双侧鼻腔	2	未清洁扣2分	
		检查、安装氧气装置	4	一项不符合要求扣2分	
		倒冷开水或蒸馏水（1/3～1/2），连接湿化瓶	3	蒸馏水不符合要求扣2分，连接不紧密扣1分	
		检查并连接一次性吸氧管	5	未检查扣2分，连接不符合要求扣3分	
		打开氧流量开关，按医嘱正确调节氧流量	5	未按医嘱调节氧流量扣5分	
		检查鼻导管是否通畅	3	未检查扣3分	
		将鼻导管轻轻插入患者鼻腔内	5	未调整松紧度扣3分，插入不符合要求扣2分	
		固定导管牢固、美观、松紧度适宜	6	一项不符合要求扣3分	
		询问患者感受，交代注意事项	4	未询问扣2分，交代不全扣1分，未交代扣2分	
		记录用氧日期、时间及氧流量	3	一项不符合要求扣1分	
		再次核对并签字，评估患者吸氧效果	5	未评估扣5分	
		停用氧时先取下吸氧管，关流量开关，卸下湿化瓶，同时将氧气表卸下	6	一项不符合要求扣2分	
	操作后	安置体位，询问需要，感谢配合	2		
		整理衣被，分类处理用物，洗手	2		
		记录停氧日期、时间及用氧后效果	2	一项不符合要求扣1分	
健康教育（4分）	教会患者正确配合方式及相关注意事项		2		
	根据病情予以针对性指导		2		
人文关怀（4分）	为患者安置舒适、正确体位		2	未做到全扣	
	尊重患者，关注患者感受，满足需要，与患者或家属有效沟通		2	未做到全扣	
总体评价（5分）	无菌操作、职业防护		3	违反无菌操作，扣完	
	动作娴熟，在规定时间内完成		2	超时停止操作，扣完	

表 18-4 氧气筒吸氧术评分标准

项目	内容		分值	扣分标准	扣分
基本要求（5 分）	仪表、举止		2		
	礼貌称呼、自我介绍		3	未礼貌称呼或自我介绍扣 1.5 分	
健康评估（10 分）	评估环境：无明火、无热源、无油、病房内无人吸烟；氧气筒检查，有无合格证、是否悬挂空满标志、固定带是否牢固、铁架是否完好		3	缺一项扣 0.5 分	
	评估：病情、意识、身体状况及缺氧程度、鼻腔状况、心理状态、合作程度等（口述）		3	缺一项扣 0.5 分	
	与患者沟通时，态度和蔼，符合病情特点		2		
	关注患者心理反应		2		
技能操作（72 分）	计划与准备	洗手、戴口罩	2	忘洗或忘戴扣完，补做扣 1 分	
		按要求备齐用物	2	缺一项全扣	
		核对治疗单，携至患者床旁，查对治疗单和腕带（床号、姓名、性别、住院号），问候患者	4	查对不认真扣 2 分，未查对扣 4 分	
	吸氧	向患者解释操作目的和配合方法，取得合作	3	解释不到位扣 2 分，未解释扣 3 分	
		环境整洁、安静，患者体位舒适	2	一项不符合要求扣 1 分	
		装表：先打开氧气筒上总开关，放出少量氧气，以冲掉气门上的灰尘，立即关好（一吹尘）	3	一项不符合要求扣 1 分	
		接上氧气表，并旋紧（二上表、三拧紧）	2	一项不符合要求扣 1 分	
		使氧气表直立于氧气筒旁	2		
		接湿化瓶：湿化瓶内放 1/3 ~ 1/2 的冷开水或蒸馏水	2		
		检查流量开关是否关闭，开总开关检查有无漏气（四检查）	2		
		开流量开关，检查氧气流出是否通畅	4	一项不符合要求扣 1 分	
		检查全部装置是否合适，有无漏气，关流量开关待用	4	一项不符合要求扣 1 分	
		用湿棉签清洁两侧鼻孔	1		
		连接鼻导管，打开流量开关，调节氧流量，将鼻导管置入治疗碗清水中检查导管是否通畅	4	一项不符合要求扣 1 分	
		根据病情调节流量，成人轻度缺氧者或小儿 1 ~ 2 L/min，中度缺氧者 2 ~ 4 L/min，严重缺氧者 4 ~ 6 L/min	5		

续表 18–4

项目	内容		分值	扣分标准	扣分
技能操作(72 分)	吸氧	将鼻导管蘸水,自清洁鼻孔轻轻插至鼻咽部	3	一项不符合要求扣 1 分	
		如无呛咳,将鼻导管固定稳妥	3		
		询问患者感受,交代注意事项	4	未询问扣 2 分,交代不全扣 1 分,未交代扣 2 分	
		核对,记录用氧开始时间及氧流量	3		
		密切观察缺氧改善情况	3		
		停氧时先拔除鼻导管	3		
		关闭流量开关,用棉签清拭鼻腔,然后关总开关,再开流量开关放出余气,关流量开关,备用	5	一项不符合要求扣 1 分	
	操作后	安置体位,询问需要,感谢配合	2	一项不符合要求扣 1 分	
		整理衣被,分类处理用物,洗手	2	一项不符合要求扣 1 分	
		记录停氧日期、时间及用氧后效果	2	一项不符合要求扣 1 分	
健康教育(4 分)	教会患者正确配合方式及相关注意事项		2		
	根据病情予以针对性指导		2		
人文关怀(4 分)	为患者安置舒适正确体位		2	未做到全扣	
	尊重患者,关注患者感受,满足需要,与患者或家属有效沟通		2	未做到全扣	
总体评价(5 分)	无菌操作、职业防护		3	违反无菌操作,扣完	
	动作娴熟,在规定时间内完成		2	超时停止操作,扣完	

【测一测】

1. 患者的动脉血氧分压低于多少时应给予吸氧(　　)

A. 4.6 kPa

B. 5.6 kPa

C. 6.6 kPa

D. 7.6 kPa

E. 8.6 kPa

2. 患者缺氧时可出现(　　)

A. 皮肤弹性降低

B. 皮肤湿度降低

C. 口唇及四肢末梢发绀

D. 温度增加

E. 有皮疹

3. 吸氧时,一般情况下湿化瓶内装的是(　　)

A. 茶水

B. 冷开水

C. 纯净水

D. 注射用水

E. 20% ~30% 乙醇

4. 氧气表上流量表的作用是(　　)

A. 测知氧气筒内的压力

B. 将来自氧气筒内的压力减小,使流量平稳

C. 测知每分钟氧气的流出量

D. 当流量过大时,能自动放气,保证安全

E. 是氧气自筒内输出的途径

5. 单侧鼻导管吸氧时,鼻导管插入的长度是(　　)

A. 鼻尖至耳垂的长度

B. 鼻尖至前发际的长度

C. 鼻尖至耳垂长度的 1/3

D. 鼻尖至耳垂长度的 2/3

E. 鼻尖至前发际长度的 1/3

6. 给氧过程操作错误的是(　　)

A. 解释,清洁鼻孔

B. 连接鼻导管,调流量

C. 鼻导管蘸水,插入鼻腔,固定

D. 记录用氧时间及流量

E. 停用时,关流量开关,拔出鼻导管

7. 为保证用氧安全,氧气筒应距明火至少(　　)

A. 1 m

B. 2 m

C. 3 m

D. 4 m

E. 5 m

8. 用氧中途改变流量时,应如何调节(　　)

A. 拔出鼻导管后再调节

B. 直接调节流量开关

C. 将鼻导管与氧气分离后调节

D. 用总开关调节

E. 根据需要选择粗细不等的鼻导管

9. 当压力表上的指针指向多少时,氧气筒内的氧气不可再用(　　)

A. 0.2 MPa
B. 0.3 MPa
C. 0.4 MPa
D. 0.5 MPa
E. 0.6 MPa

【知识拓展】

高压氧治疗

YYX 型一次性使用吸氧管

（刘玉华）

实训十九

吸痰术

【实例与思考】

患者李某,男性,60 岁,因肺炎入院。查体:体温 39.2 ℃,脉搏 100 次/min,呼吸 36 次/min,血压 146/90 mmHg。患者呼吸费力,双肺闻及痰鸣音,痰多不易咳出。如何为患者吸痰?

【目的】

1. 清除呼吸道分泌物,保持呼吸道通畅。

2. 促进呼吸功能,改善肺通气。

3. 预防肺不张、坠积性肺炎等并发症发生。

【评估】

1. 患者　患者的年龄、病情、意识、治疗情况,心理状态及合作程度;患者有无将呼吸道分泌物排出的能力;患者对吸痰目的、方法、注意事项及配合要点的知晓程度。

2. 环境　整洁安静、光线充足,有电源插孔。

【准备】

1. 环境准备　室内温湿度适宜、光线充足、安静整洁。

2. 护士准备　着装整洁、修剪指甲、洗手、戴口罩。

3. 患者准备　了解吸痰的目的、方法、注意事项及配合要点。

4. 用物准备

(1)吸痰盘内备:治疗巾、治疗碗、镊子、无菌纱布、无菌生理盐水、一次性吸痰管。必要时备压舌板、开口器、舌钳等。

(2)其他:治疗车、负压吸引器或中心负压吸引装置、清洁治疗盘、盛有消毒液的挂瓶、治疗车、听诊器、一次性手套、手电筒、弯盘、免洗手消毒液、生理盐水、记录单、医疗垃圾桶、生活垃圾桶。必要时备无菌手套、电插板等。

【操作流程】

见表 19-1、表 19-2。

表 19-1　经口、鼻腔吸痰术操作流程

操作步骤	要点说明
1. 核对解释	备齐用物推至床旁,核对患者,解释目的,取得合作
2. 检查性能	连接吸引器各部件,接通电源,打开开关,检查吸引器性能

续表 19-1

操作步骤	要点说明
3. 调节负压	一般成人吸痰负压为40.0～53.3 kPa，小儿应小于40.0 kPa
4. 安置体位	将患者头转向操作者一侧，嘱患者张口，昏迷患者可用开口器将口启开
	有义齿者取下，舌后坠者用舌钳将舌拉出
5. 试吸通畅	连接吸痰管，将吸痰管插入生理盐水中试吸，检查吸痰管是否通畅
6. 抽吸痰液	护士一只手反折吸痰管末端，另一只手用无菌持物镊夹持其前端，插入口咽部，放松折叠处，吸净口咽部分泌物
	更换吸痰管，在患者吸气时顺势将吸痰管插入气管，吸出气管内分泌物
	吸痰动作要轻柔，吸痰管左右旋转，向上提拉
7. 冲洗管腔	每次吸痰管退出后，立即抽吸生理盐水冲洗，以免被分泌物堵塞
8. 吸痰完毕	吸痰结束，关闭吸引器开关，取下吸痰管置污物袋内，将吸引管插入消毒液瓶内备用；观察病情变化及痰液情况
9. 整理记录	擦净患者口鼻及面部，安置体位，整理床单位，清理用物，洗手
	记录吸痰时间，痰液性状、量，患者呼吸情况等

表 19-2　经气管切开或气管插管吸痰术操作流程

操作步骤	要点说明
1. 核对解释	进行健康评估后备齐用物推至床旁，核对患者，向清醒患者说明目的、方法，取得合作
2. 提高吸入氧流量	将呼吸机的氧浓度调至100%，给予患者纯氧2 min，以防吸痰时造成低氧血症
3. 检查性能	连接吸引器各部件，接通电源，打开开关，检查吸引器性能是否良好，连接是否正确，管道有无漏气
4. 调节负压	将负压调至19.95～26.60 kPa（150～200 mmHg）
5. 安置体位	为患者安置舒适体位
6. 试吸通畅	根据患者痰液的黏稠度及气管导管内径选择吸痰管，撕开吸痰管外包装的前端，戴无菌手套，将吸痰管抽出并盘绕在手中，开口端与负压吸引管连接，将吸痰管插入生理盐水中试吸，检查吸痰管是否通畅
7. 抽吸痰液	断开呼吸机与气管导管连接处，将呼吸机接头放于无菌纱布或无菌治疗巾上
	护士一只手反折吸痰管末端，另一只手持吸痰管前端，插入咽部，放松折叠处，吸净咽部分泌物
	更换吸痰管，吸出气管内分泌物
	吸痰动作要轻柔，吸痰管左右旋转，向上提拉，边吸边退，吸尽痰液。切勿上下提插或固定在一点不动，每次负压吸引时间不超过15 s

续表 19-2

操作步骤	要点说明
8. 冲洗管腔	每次吸痰管退出后，立即抽吸生理盐水冲洗，以免被分泌物堵塞
9. 吸痰完毕	吸痰结束，关闭吸引器开关，取下吸痰管置污物袋内，将吸引管插入消毒液瓶内备用
10. 吸氧	吸痰结束后立即接呼吸机通气，呼吸机连接管和气管插管处理方法正确；给予患者100%的纯氧2 min，待血氧饱和度升至正常水平后再将氧浓度调至原来水平，气管套管口盖湿纱布
	再次核对
11. 整理记录	安置体位，整理床单位，清理用物，分类处理
	洗手
	观察病情变化及痰液情况，并记录吸痰时间，痰液性状、量，患者呼吸情况等

【注意事项】

1. 吸痰前，检查吸引器性能是否良好，各导管连接是否正确。

2. 严格执行无菌操作。吸痰所用物品应每日更换1～2次，吸痰导管应每次更换，做好口腔护理。贮液瓶内吸出液及时倾倒，一般不超过瓶的2/3，以免痰液损坏机器。

3. 吸引负压不可过大，吸痰动作轻柔，防止损伤黏膜。根据患者年龄选择合适的吸痰管及负压，为婴幼儿吸痰时，吸痰管要细、负压要小、动作要轻；插入吸痰管时不可吸引，也不可将吸痰管上下移动或固定一处吸引，以免损伤呼吸道黏膜。

4. 每次吸痰时间不超过15 s，以免造成缺氧；两次吸痰之间给患者吸入高浓度氧或让患者呼吸10～15次后，再行吸痰。

5. 口腔吸痰困难时，可由鼻腔插入吸痰；气管插管者由插管插入吸痰；气管切开者由气管套管插入吸痰。气管套管内吸痰，吸痰管直径不超过套管直径1/2，以免阻塞气道，加重缺氧。颅底骨折患者严禁从鼻腔吸痰，避免脑脊液被吸出。

6. 若痰液黏稠不易吸出，可叩拍胸背，通过振动，促使痰液松脱而被吸出；或雾化吸入，使痰液稀释后吸出；或协助患者更换体位，使痰液易于吸出。

7. 注意观察病情，保持呼吸道通畅，听到患者喉头有痰鸣音或排痰不畅应及时抽吸。

【评分标准】

见表19-3、表19-4。

表19-3　经口、鼻腔吸痰术评分标准

项目	内容	分值	扣分标准	扣分
基本要求（5分）	仪表、举止	2		
	礼貌称呼、自我介绍	3	未礼貌称呼或自我介绍扣1.5分	

续表 19-3

项目		内容	分值	扣分标准	扣分
健康评估（10 分）	评估：病情、意识、口鼻腔情况等（口述）		2	缺一项扣 0.5 分	
	肺部听诊痰鸣音		2	未带听诊器全扣，部位错一处扣 0.5 分	
	与患者沟通时，态度和蔼，符合病情特点		4	不符合病情扣 2 分，其余未做到扣 1 分	
	关注患者心理反应		2		
技能操作（60 分）	计划与准备	解释、询问	2		
		高流量吸氧 3～5 min（口述）	1		
		检查吸引器、调节负压	5	有一项操作失误扣 1 分	
		洗手、戴口罩	2	未洗或未戴扣完，补做扣 1 分	
		取用无菌溶液（生理盐水）	4	违反无菌原则扣完	
	吸痰	安置体位、铺巾	2		
		检查吸痰管型号、有效期	4	使用过期物品扣完	
		开包、戴手套	4		
		取吸痰管、连接、试吸	3	未试吸扣 1 分	
		插管、吸痰（旋转提拉，每次<15 s）	10	插管方法、吸痰手法错误各扣 2 分，吸痰时间不正确扣 2 分	
		评价效果：生命体征、肺部听诊	4	缺一项扣 1 分	
		高流量吸氧 3～5 min（口述）	1		
		冲洗吸痰管、处理用物	2		
	操作后	安置体位，询问需要，感谢配合	2		
		整理衣被，分类处理用物，洗手	4		
		记录痰液情况	2		
	全程	吸痰过程中注重观察、查对	4	查对不全扣 1 分	
		保持与患者沟通：解释、询问	4	未沟通全扣，沟通不足扣 2 分	
健康教育（10 分）	教会患者有效咳嗽和吸痰时正确配合方式及相关注意事项		6		
	根据病情予以针对性指导		4	缺针对性扣 2 分，遗漏要点扣 2 分	

续表 19-3

项目	内容	分值	扣分标准	扣分
人文关怀（10 分）	为患者安置舒适正确体位	3	未做到全扣	
	尊重患者，关注患者感受，满足需要	4	未做到全扣	
	与患者或家属有效沟通	3	未沟通全扣，无针对性酌情扣分	
总体评价（5 分）	无菌操作、职业防护	3	违反无菌操作，扣完	
	动作娴熟，在规定时间内完成	2	超时停止操作，扣完	

表 19-4　经气管切开或气管插管吸痰术评分标准

项目	内容		分值	扣分标准	扣分
基本要求（5 分）	仪表、举止		2		
	礼貌称呼、自我介绍		3	未礼貌称呼或自我介绍扣 1.5 分	
健康评估（10 分）	评估：病情、意识、口鼻腔情况等（口述）		2	缺一项扣 0.5 分	
	肺部听诊痰鸣音		2	未带听诊器全扣，部位错一处扣 0.5 分	
	与患者沟通时态度和蔼，符合病情特点		4	不符合病情扣 2 分，其余未做到扣 1 分	
	关注患者心理反应		2		
技能操作（63 分）	计划与准备	解释、询问	2		
		给予纯氧吸入 2 min	1		
		检查吸引器、调节负压	5	有一项操作失误扣 1 分	
		洗手、戴口罩	2	未洗或未戴扣完，补做扣 1 分	
		取用无菌溶液（生理盐水）	4	违反无菌原则扣完	
	吸痰	安置体位、铺巾	2		
		检查吸痰管型号、有效期	2	使用过期物品扣完	
		开包、戴手套	4		
		断开呼吸机与气管导管连接处，将接头放于无菌纱布或无菌治疗巾上	2		
		取吸痰管、连接、试吸	3	未试吸扣 1 分	

续表 19-4

项目		内容	分值	扣分标准	扣分
技能操作（63 分）	吸痰	插管、吸痰（若为气管内则旋转提拉，每次<15 s）	10	插管方法、吸痰手法错误各扣 2 分，吸痰时间不正确扣 2 分	
		评价效果：生命体征、肺部听诊	4	缺一项扣 1 分	
		给予纯氧吸入 2 min	4		
		冲洗吸痰管、处理用物	2		
	操作后	安置体位，询问需要，感谢配合	2		
		整理衣被，分类处理用物，洗手	4		
		记录痰液情况	2		
	全程	吸痰过程中注重观察、查对	4	查对不全扣 1 分	
		保持与患者沟通：解释、询问	4	未沟通全扣，沟通不足扣 2 分	
健康教育（9 分）		教会患者有效咳嗽和吸痰时正确配合方式及相关注意事项	6		
		根据病情予以针对性指导	3	缺针对性扣 2 分，遗漏要点扣 2 分	
人文关怀（8 分）		为患者安置舒适正确体位	2	未做到全扣	
		尊重患者，关注患者感受，满足需要	4	未做到全扣	
		与患者或家属有效沟通	2	未沟通全扣，无针对性酌情扣分	
总体评价（5 分）		无菌操作、职业防护	3	违反无菌操作，扣完	
		动作娴熟，在规定时间内完成	2	超时停止操作，扣完	

【测一测】

1. 吸痰管的更换频率是（　　）

A. 每天 1 ~2 次

B. 每 2 天 1 次

C. 每 3 天 1 次

D. 每次吸痰一次更换

E. 需反复吸痰的不必更换

2. 患者李某，女性，有慢性支气管炎病史，近日来咳嗽剧烈，痰多且黏稠不易咳出，呼吸困难，医生诊断为慢性阻塞性肺气肿。护士帮助其排痰时，不妥的措施为（　　）

A. 轻叩胸背部

B. 体位引流

C. 超声雾化吸入

D. 缓慢滴入生理盐水或化痰药物

E. 必要时用吸引器吸痰

3. 为患者用吸引器吸痰，在吸痰的过程中下列操作错误的是(　　)

A. 插管前先检查导管是否通畅

B. 调节负压<40 kPa

C. 插吸痰管时先折叠导管末端

D. 吸痰时上下移动导管，以吸净痰液

E. 每次吸痰时间不超过 15 s

【知识拓展】

体外振动排痰机

(刘玉华)

实训二十

洗胃术

【实例与思考】

患者白某,女性,18 岁,口服大量苯巴比妥被家人发现后急送入院。若患者意识清醒,愿意配合,应如何帮患者排出胃内毒物?若患者出现昏迷,呼吸微弱,应如何为患者洗胃?

【目的】

1. 解毒　清除胃内毒素或刺激物,减少毒素吸收。还可利用不同灌洗液中和解毒。清除胃内毒物需尽早进行,6 h 内洗胃效果最好。

2. 减轻胃黏膜水肿　清除幽门梗阻患者胃内滞留食物,减轻胃黏膜充血水肿。

3. 为某些手术或检查做准备　如胃肠道手术前。

【评估】

1. 患者　患者的病情、年龄、生命体征、意识状态、洗胃目的、中毒情况(时间、途径及毒物性质)、口腔与鼻腔黏膜状况、有无义齿,对洗胃的认知程度、耐受力、合作程度等。

2. 环境　温湿度适宜、整洁安静、光线充足,有电源插孔。

【准备】

1. 环境准备　室内温湿度适宜、光线充足、安静整洁。

2. 护士准备　着装整洁、修剪指甲、洗手、戴口罩。

3. 患者准备　了解洗胃的目的、方法、注意事项及配合要点,体位舒适。

4. 用物准备

(1)治疗盘内备:治疗巾、无菌纱布、镊子、胃管、石蜡油棉球、水温计、注射器、棉签等。必要时备压舌板、开口器、舌钳、标本容器、防水围裙。

(2)其他:胃管、洗胃溶液、水桶 2 个、量杯、治疗车、一次性手套、胶布、手电筒、弯盘、免洗手消毒液、记录单、医疗垃圾桶、生活垃圾桶。必要时备电插板等。

【操作流程】

见表 20-1 ~ 表 20-4。

表 20-1 口服催吐洗胃术操作流程

操作步骤	要点说明
1. 备齐用物	防水围裙、洗胃溶液、水桶 2 个、量杯、治疗车、一次性手套、压舌板、标本容器、手电筒、无菌纱布、弯盘、水温计、免洗手消毒液、记录单、医疗垃圾桶、生活垃圾桶
2. 核对解释	携用物推至床旁,核对患者,解释目的,取得合作
3. 安置体位	协助患者取坐位,围好塑料围裙,盛水桶置患者座位前
4. 催吐洗胃	用量杯取洗胃液,嘱患者自饮大量(300 ~ 500 mL)洗胃液后引吐
	必要时用压舌板刺激患者咽后壁或舌根部,反射性引起患者呕吐
	反复灌洗,直到吐出的液体澄清无异味为止
5. 漱口	协助患者漱口,擦净面部
6. 再次核对	核对患者、医嘱、执行单、洗胃液
7. 整理记录	整理床单位,清理用物,洗手,摘口罩
	记录灌洗液的名称、量,吸出液的量、性状、颜色、气味,患者情况等

表 20-2 漏斗胃管洗胃术操作流程

操作步骤	要点说明
1. 备齐用物	治疗盘内备:治疗巾、无菌纱布、镊子、漏斗胃管、石蜡油棉球、水温计、注射器、棉签等。必要时备压舌板、开口器、舌钳、标本容器、防水围裙
	其他:洗胃溶液、水桶 2 个、量杯、治疗车、一次性手套、胶布、手电筒、弯盘、免洗手消毒液、记录单、医疗垃圾桶、生活垃圾桶
2. 核对解释	携用物推至床旁,核对患者,解释目的,取得合作
3. 检查性能	胃管试通
4. 安置体位	中毒较轻者取坐位或半坐卧位;中毒较重者取左侧卧位;昏迷患者取平卧位、头偏向一侧
	铺好橡胶单及治疗巾,取下义齿,弯盘放于口角旁,盛水桶放于床头下方
5. 插管固定	测量插管长度,润滑胃管前段,将胃管经口插入胃内
	证实胃管在胃内后,用胶布固定
	将漏斗放置低于胃部的位置,挤压橡胶球,抽尽胃内容物,若毒物性质不明时,留取标本送检

续表 20-2

操作步骤	要点说明
6. 灌液洗胃	举漏斗高过头部 30 ~ 50 cm,将洗胃液缓慢倒入漏斗 300 ~ 500 mL,当漏斗内尚余少量溶液时,迅速将漏斗倒转至低于胃的位置,利用虹吸作用引出胃内灌洗液至盛水桶内,若引流不畅时,挤压橡胶球
	再举高漏斗注入溶液,如此反复灌洗,直至流出液澄清无异味为止
7. 完毕拔管	洗胃完毕,反折胃管末端,用纱布包裹拔出
8. 再次核对	核对患者、医嘱、执行单、洗胃液
9. 整理记录	协助患者漱口,擦净面部,整理床单位,清理用物,洗手,摘口罩
	记录灌洗液的名称、量,吸出液的量、性状、颜色、气味,患者情况等

表 20-3　全自动洗胃机洗胃术操作流程

操作步骤	要点说明
1. 备齐用物	治疗盘内备:治疗巾、无菌纱布、镊子、胃管、石蜡油棉球、水温计、注射器、棉签等
	必要时备压舌板、开口器、舌钳、标本容器、防水围裙
	其他:全自动洗胃机及连接管、洗胃溶液、水桶 2 个、量杯、治疗车、一次性手套、胶布、手电筒、弯盘、免洗手消毒液、记录单、医疗垃圾桶、生活垃圾桶,必要时备电插板等
2. 核对解释	备齐用物推至床旁,核对患者,解释目的,取得合作
3. 检查性能	接通电源,检查自动洗胃机的性能,调节药量流速
4. 连接各管	将 3 根橡胶管分别与洗胃机的药管、胃管和污水管口连接,药管的另一端放入洗胃液桶内,污水管的另一端放入空桶内,胃管的另一端和患者胃管相连接
5. 安置体位	中毒较轻者取坐位或半坐卧位;中毒较重者取左侧卧位;昏迷患者取平卧位、头偏向一侧
	铺好橡胶单及治疗巾,取下义齿,弯盘放于口角旁,盛水桶放于床头下方
6. 插管固定	测量插管长度,润滑胃管前段,将胃管经口插入胃内
	证实胃管在胃内后,用胶布固定,并与自动洗胃机的胃管相连
7. 灌液洗胃	先按“手吸”键,吸出胃内容物,若毒物性质不明时,留取标本送检
	按“自动”键,开始对胃进行自动冲洗,待吸出的液体澄清无异味后,按“停机”键,机器停止工作
8. 完毕拔管	洗胃完毕,反折胃管末端,用纱布包裹拔出
9. 再次核对	核对患者、医嘱、执行单、洗胃液
10. 整理记录	协助患者漱口,擦净面部,整理床单位,清理用物,洗手,摘口罩
	记录灌洗液的名称、量,吸出液的量、性状、颜色、气味,患者情况等

表 20-4　电动吸引器洗胃术操作流程

操作步骤	要点说明
1. 备齐用物	治疗盘内备:治疗巾、无菌纱布、镊子、胃管、石蜡油棉球、水温计、注射器、棉签等
	必要时备压舌板、开口器、舌钳、标本容器、防水围裙
	其他:洗胃溶液、Y 形三通管、开放式输液瓶(或替代物)、输液器、吸引器、贮液瓶、水桶、量杯、治疗车、一次性手套、胶布、手电筒、弯盘、免洗手消毒液、记录单、医疗垃圾桶、生活垃圾桶,必要时备电插板等
2. 核对解释	备齐用物推至床旁,核对患者,解释目的,取得合作
3. 检查性能	接通电源,检查吸引器、贮液瓶的性能
4. 调节负压	调节负压至 13.3 kPa 左右,压力不宜过大,以免损伤胃黏膜
5. 连接各管	将输液瓶连接输液管,下接 Y 形三通管的一个管口,关闭输液管
	将 Y 形三通管一个管口连接吸引器贮液瓶上的引流管
6. 安置体位	中毒较轻者取坐位或半坐卧位;中毒较重者取左侧卧位;昏迷患者取平卧位、头偏向一侧
	铺好橡胶单及治疗巾,取下义齿,弯盘放于口角旁,盛水桶放于床头下方
7. 插管固定	测量插管长度,润滑胃管前段,将胃管经口插入胃内,证实胃管在胃内后,用胶布固定
	胃管的另一端与 Y 形三通管管口连接
8. 灌液洗胃	先开动吸引器,将胃内容物吸出,若毒物性质不明时,留取标本送检
	关闭吸引器,将储液瓶上的引流管夹闭,开放输液管,使溶液流入胃内 300 ~ 500 mL,再夹住输液管,开放引流管,开动吸引器,吸出灌洗的液体,反复灌洗至洗出液澄清无异味为止
9. 完毕拔管	洗胃完,关闭止水夹,反折胃管末端,用纱布包裹拔出
10. 核对	核对患者、医嘱、执行单、洗胃液
11. 整理记录	协助患者漱口,擦净面部,整理床单位,清理用物,洗手,摘口罩
	记录灌洗液的名称、量,吸出液的量、性状、颜色、气味,患者情况等

【注意事项】

1. 首先注意了解患者中毒情况,如患者中毒的时间、途径,毒物种类、性质、量等,来院前是否呕吐。急性中毒患者应迅速采用口服催吐法进行洗胃,如患者不合作或合作困难者应迅速插管洗胃,以减少毒物吸收。插管时动作要轻柔,切勿损伤食管黏膜或误入气管。

2. 当中毒物性质不明时,应抽出胃内容物送检,以明确毒物性质。洗胃液可选用温开水或生理盐水,待毒物性质明确后,再采用对抗剂洗胃。

3. 吞服强酸或强碱等腐蚀性药物时,禁忌洗胃,以免造成穿孔。可按医嘱给予药物解毒或迅速给予物理对抗剂,如牛奶、豆浆、蛋清、米汤等,以保护胃黏膜。

4. 洗胃过程中应随时观察患者的面色，生命体征，意识，瞳孔变化，口腔、鼻腔黏膜情况及口中气味等。洗胃并发症包括急性胃扩张、胃穿孔、大量低渗液洗胃致水中毒、水及电解质紊乱、酸碱平衡失调、昏迷患者误吸或过量胃内液体反流致窒息、迷走神经兴奋致反射性心搏骤停，如患者出现腹痛、洗出血性液体或出现休克等征象，应立即停止洗胃，及时报告医生，并配合医生采取相应的急救措施。

5. 肝硬化伴食管胃底静脉曲张、近期上消化道出血、胃穿孔患者禁忌洗胃；消化性溃疡、食管阻塞、胃癌等患者不宜洗胃。为昏迷患者洗胃时应谨慎细致，采取去枕平卧头偏向一侧或侧卧位，防止分泌物或灌洗液吸入气管引起窒息。

6. 每次灌入量以 300 ~500 mL 为宜，如灌入量过多，使胃内压升高，液体可从口鼻涌出，有引起窒息的危险；可导致急性胃扩张，使胃内压升高，增加毒物吸收；突然胃扩张可兴奋迷走神经，反射性引起心搏骤停。

7. 为幽门梗阻患者洗胃时，宜在饭后 4 ~6 h 或空腹时进行，并记录胃内潴留量，以了解梗阻情况，供临床输液参考。

8. 注意患者的心理状态、合作程度及对康复的信心。向患者讲述操作过程中可能会出现不适，如恶心等，希望得到患者的合作；告知患者和家属有误吸的可能与风险，取得理解；向其介绍洗胃后的注意事项，对自服毒物者，耐心劝导，做针对性心理护理，帮助其改变认知，要为患者保守秘密与隐私，减轻其心理负担。

9. 洗胃后注意患者胃内毒物清除状况，中毒症状有无得到缓解或控制。

【评分标准】

见表 20-5 ~ 表 20-8。

表 20-5　口服催吐洗胃术评分标准

项目	内容	分值	扣分标准	扣分
基本要求（5 分）	仪表端庄，服装整洁	2	不符合要求扣 2 分	
	礼貌称呼，自我介绍	3	未礼貌称呼或自我介绍扣 1.5 分	
健康评估（10 分）	核对医嘱、执行单与患者	2	未核对扣完	
	患者服用毒物名称、种类、浓度、剂量、时间及患者来院前的处理措施，是否曾经呕吐等；患者的意识、心理状态及合作程度、有无洗胃禁忌证；患者口腔情况，有无食物、活动性义齿等（口述）	3	缺一项扣 1 分，扣完为止	
	向清醒患者说明口服催吐洗胃的目的、过程及注意事项，向患者介绍说明洗胃的必要性，与患者沟通时态度和蔼，符合病情特点	3	不符合病情扣 2 分，其余未做到扣 1 分	
	关注患者心理反应	2		

续表 20-5

项目		内容	分值	扣分标准	扣分
技能操作(60分)	计划与准备	洗手,戴口罩,备齐用物(根据口服毒物的性质、剂量准备好洗胃液,记录液量)携至床旁,核对,取得患者配合	6	一项未做扣2分,扣完为止	
		协助患者取坐位,如有活动性义齿应取下	2		
		将防水围裙围于患者胸前,下面放置一个水桶	2		
	口服洗胃液催吐	用量杯取洗胃液	1		
		协助患者快速饮洗胃液 300~500 mL	3		
		嘱患者呕吐,必要时用压舌板刺激患者咽后壁或舌根部,反射性引起患者呕吐	16		
		反复饮、吐,直到吐出的液体清亮无异味为止	10	一项未符合扣5分	
		协助患者漱口	2		
	操作后	协助患者取舒适体位,询问需要,感谢配合	2	体位不适扣1分,未询问扣1分	
		整理床单元及用物,分类处理用物	3	一项未做扣2分,扣完为止	
		第一次吐出液遵医嘱送检	2		
		洗手,记录灌洗液名称及量,吐出液的量、性质、颜色和气味及患者情况	3	一项不符合要求扣1分	
	全程	洗胃过程中注重观察、查对	4	查对不全扣1分	
		保持与患者沟通:解释、询问	4	未沟通全扣;沟通不足扣2分	
健康教育(10分)	教会患者正确配合方式及相关注意事项		6		
	根据病情予以针对性指导		4	缺针对性扣2分;遗漏要点扣2分	
人文关怀(10分)	为患者安置舒适正确体位		3	未做到全扣	
	尊重患者,关注患者感受,满足需要		4	未做到全扣	
	与患者或家属有效沟通		3	未沟通全扣,无针对性酌情扣分	
总体评价(5分)	职业防护		3	违反扣完	
	动作娴熟		2		

表 20-6 漏斗胃管洗胃术评分标准

项目	内容		分值	扣分标准	扣分
基本要求（5 分）	仪表、举止		2		
	礼貌称呼、自我介绍		3	未礼貌称呼或自我介绍扣 1.5 分	
健康评估（10 分）	核对医嘱、执行单与患者信息		2	未核对扣完	
	患者服用毒物名称、种类、浓度、剂量、时间及患者来院前的处理措施、是否曾经呕吐等；评估患者的意识、心理状态及合作程度、有无洗胃禁忌证；患者口腔情况，有无食物、活动性义齿等（口述）		3	缺一项扣 1 分	
	与患者沟通时态度和蔼，符合病情特点		3	不符合病情扣 2 分，其余未做到扣 1 分	
	关注患者心理反应		2		
技能操作（60 分）	计划与准备	根据口服毒物的性质、剂量准备好洗胃液。将备齐的用物携至床旁，核对、解释	2		
		中毒较轻者取坐位或半坐卧位并用橡胶围裙置于患者胸前	1		
		铺好橡胶单及治疗巾，如有活动义齿应先取出，将弯盘置于患者口角旁，污水桶置于床头旁	5	有一项操作缺陷扣 1 分	
	插管拔管	检查胃管型号、有效期	2	使用过期物品扣完	
		开包，戴手套	2		
		胃管试通，测量插入长度（55～60 cm）	2		
		嘱患者张口，昏迷或不合作者用开口器，润滑胃管，测量插管长度，成人 55～60 cm，按鼻饲法将胃管经口腔插入胃内插至预定长度，证实胃管在胃内并固定	12	一项未做扣 2 分	
		先将漏斗放置低于胃部的位置，挤压橡胶球，抽尽胃内容物，如中毒物质不明，应留取标本送检，以查明毒物性质	6	一项未做扣 2 分或操作错误扣 2 分	
		洗胃：将漏斗举高，超过头部 30～50 cm，缓慢倒入洗胃液 300～500 mL，最多不超过 500 mL，当漏斗内尚余少量溶液时，迅速将漏斗降至低于胃部的位置，并倒置于污水桶内。利用虹吸原理，引出胃内灌洗液，流入污水桶，如引流不畅，可挤压胃管中段的橡胶，加压吸引。胃液流完后，再举起漏斗注入溶液，如此反复灌洗，直至洗出液澄清无异味为止	10	一项未做扣 2 分或操作错误扣 2 分	

续表 20-6

项目	内容		分值	扣分标准	扣分
技能操作（60分）	插管拔管	洗胃过程中，应注意随时观察洗出液的性质、量、颜色、气味以及患者的面色、脉搏、呼吸、血压的变化。如发现患者出现腹痛、洗出血性液体或休克现象，应立即停止洗胃，及时与医生联系，采取急救措施	2	情况处理错误一项扣2分，未注意观察扣2分	
		洗胃完毕，反折胃管末端，用纱布包裹拔出	2	操作不合要求扣2分	
	操作后	安置体位，询问需要，感谢配合	2		
		整理衣被，分类处理用物，洗手	4	一项未做扣2分，扣完为止	
		记录灌洗液名称及量，吸出液的量、颜色和气味及患者情况	2		
	全程	洗胃过程中注重观察、查对	2	查对不全扣1分	
		保持与患者沟通：解释、询问	4	未沟通全扣，沟通不足扣2分	
健康教育（10分）	教会患者插管时正确配合方式及相关注意事项		6		
	根据病情予以针对性指导		4	缺针对性扣2分，遗漏要点扣2分	
人文关怀（10分）	为患者安置舒适正确体位		3	未做到全扣	
	尊重患者，关注患者感受，满足需要		4	未做到全扣	
	与患者或家属有效沟通		3	未沟通全扣，无针对性酌情扣分	
总体评价（5分）	无菌操作、职业防护		3	违反无菌操作，扣完	
	动作娴熟，在规定时间内完成		2	超时停止操作，扣完	

表 20-7　全自动洗胃机洗胃术评分标准

项目	内容	分值	扣分标准	扣分
基本要求（5分）	仪表、举止	2		
	礼貌称呼、自我介绍	3	未礼貌称呼或自我介绍扣1.5分	

续表 20-7

项目		内容	分值	扣分标准	扣分
健康评估(10分)		患者服用毒物名称、种类、浓度、剂量、时间及患者来院前的处理措施、是否曾经呕吐等;评估患者的意识、心理状态及合作程度、有无洗胃禁忌证;患者口腔情况,有无食物、活动性义齿等(口述)	3	缺一项扣1分	
		核对医嘱	2	未核对扣完	
		与患者沟通时态度和蔼,符合病情特点	3	不符合病情扣2分,其余未做到扣1分	
		关注患者心理反应	2		
技能操作(60分)	计划与准备	核对、解释	2		
		协助取坐位或卧位	1		
		铺巾置盘,如有活动性义齿应取下	5	有一项操作缺陷扣1分	
		接通电源,检查洗胃机性能	2	不做扣完,补做扣1分	
		分别连接进液管、胃管、出液管	4	连接错误扣完	
	插管拔管	检查胃管型号、有效期	2	使用过期物品扣完	
		开包,戴手套	4		
		测量插入长度(55~60 cm)	2		
		嘱患者张口,昏迷或不合作者用开口器,润滑胃管,插至预定长度,证实胃管在胃内并固定	10	一项未做扣2分	
		将患者的胃管与洗胃机连接,按“手吸”键吸出胃内容物,再按“自动”键,反复冲洗	5	操作错误扣2分,未注意观察扣2分	
		当吸出液澄清无异味时,按“停机”键,反折胃管并拔管	4	缺一项扣2分	
		整理用物	1		
		按“清洗”键清洁进液管、胃管、出液管	2		
	操作后	再次核对,安置体位,询问需要,感谢配合	2		
		整理衣被,分类处理用物,洗手	4		
		记录灌洗液名称及量;吸出液的量、颜色和气味及患者情况	2		
	全程	洗胃过程中注重观察、查对	4	查对不全扣1分	
		保持与患者沟通:解释、询问	4	未沟通全扣,沟通不足扣2分	

续表 20-7

项目	内容	分值	扣分标准	扣分
健康教育（10 分）	教会患者插管时正确配合方式及相关注意事项	6		
	根据病情予以针对性指导	4	缺针对性扣 2 分，遗漏要点扣 2 分	
人文关怀（10 分）	为患者安置舒适正确体位	3	未做到全扣	
	尊重患者，关注患者感受，满足需要	4	未做到全扣	
	与患者或家属有效沟通	3	未沟通全扣，无针对性酌情扣分	
总体评价（5 分）	无菌操作、职业防护	3	违反无菌操作，扣完	
	动作娴熟，在规定时间内完成	2	超时停止操作，扣完	

表 20-8　电动吸引器洗胃术评分标准

项目		内容	分值	扣分标准	扣分
基本要求（5 分）		仪表、举止	2		
		礼貌称呼、自我介绍	3	未礼貌称呼或自我介绍扣 1.5 分	
健康评估（10 分）		核对医嘱、执行单与患者	2	未核对扣完	
		患者服用毒物名称、种类、浓度、剂量、时间及患者来院前的处理措施，是否曾经呕吐等；评估患者的意识、心理状态及合作程度、有无洗胃禁忌证；患者口腔情况，有无食物、活动性义齿等（口述）	3	缺一项扣 1 分	
		向患者说明洗胃目的、过程及注意事项。与患者沟通时态度和蔼，符合病情特点	3	不符合病情扣 2 分，其余未做到扣 1 分	
		关注患者心理反应	2		
技能操作（60 分）	计划与准备	洗手，戴口罩，备齐用物（根据口服毒物的性质、剂量准备洗胃液）携至床旁，核对、解释	4		
		协助取坐位或左侧卧位（昏迷者取去枕平卧位，头偏向一侧）	2		
		将治疗巾围于患者胸前，置弯盘于口角旁。如有活动性义齿应取下	2	有一项操作缺陷扣 1 分	
		接通电源，查看机器性能，将输液瓶连接输液管，下接 Y 形三通管的主干，夹闭输液管，检查无漏气，将洗胃液倒入输液瓶，挂在输液架上。将 Y 形三通管一个管口连接吸引器贮液瓶上的引流管	4	连接错误扣完	

续表 20-8

项目	内容		分值	扣分标准	扣分
技能操作(60分)	插管洗胃	检查胃管型号、有效期	2	使用过期物品扣完	
		开包,戴手套	4	一项不符合要求扣2分	
		测量插入长度(55~60 cm)	2	不符合要求扣1分,未测扣2分	
		嘱患者张口,昏迷或不合作者用开口器,润滑胃管,插至预定长度,证实胃管在胃内并固定	8	一项未做扣2分	
		将患者的胃管与Y形三通管连接,调节参数,先开动吸引器,将胃内容物吸出,若毒物性质不明时,留取标本送检。关闭吸引器,将储液瓶上的引流管夹闭,开放输液管,使溶液流入胃内300~500 mL,夹住输液管,开放引流管,开动吸引器,吸出灌洗的液体,反复灌洗至洗出液澄清无异味为止。洗胃过程中,经常询问患者的感受。适时给予鼓励。密切观察患者面色、生命体征变化,观察洗胃液出入量的平衡以及吸出液的性质、颜色、气味	12	操作错误一项扣2分,未注意观察扣2分,未遵医嘱留取毒物标本扣2分,未鼓励扣1分	
		洗胃完毕,关闭止水夹,用纱布包裹并反折胃管,迅速拔管	4	缺一项扣2分	
	操作后	再次核对,协助患者取舒适体位,询问需要,感谢配合	3	体位不适扣1分,未询问扣1分	
		整理床单元及用物,分类处理用物	2	一项未做扣1分,扣完为止	
		清洁消毒电动吸引器、引流瓶、储液瓶,晾干备用	1	一项不符合要求扣1分	
		洗手,记录灌洗液名称及量,洗出液的量、性质、颜色和气味及患者情况	2	一项不符合要求扣1分	
	全程	洗胃过程中注重观察、查对	4	查对不全扣1分	
		保持与患者沟通:解释、询问	4	未沟通全扣,沟通不足扣2分	
健康教育(10分)	教会患者插管时正确配合方式及相关注意事项		6		
	根据病情予以针对性指导		4	缺针对性扣2分,遗漏要点扣2分	
人文关怀(10分)	为患者安置舒适正确体位		3	未做到全扣	
	尊重患者,关注患者感受,满足需要		4	未做到全扣	
	与患者或家属有效沟通		3	未沟通全扣,无针对性酌情扣分	

续表 20-8

项目	内容	分值	扣分标准	扣分
总体评价（5 分）	无菌操作、职业防护	3	违反无菌操作，扣完	
	动作娴熟，在规定时间内完成	2	超时停止操作，扣完	

【测一测】

1. 漏斗胃管洗胃的原理是(　　)

A. 虹吸原理

B. 空吸原理

C. 负压原理

D. 液体静压原理

E. 大气压原理

2. 漏斗胃管洗胃时，漏斗要高于患者头部(　　)

A. 10 ~ 25 cm

B. 30 ~ 50 cm

C. 51 ~ 60 cm

D. 61 ~ 70 cm

E. 71 ~ 80 cm

3. 下列引起中毒的药物中哪项禁忌洗胃(　　)

A. 磷化锌

B. 氰化物

C. 硝酸

D. 1605

E. 敌敌畏

4. 患者王某，男性，68 岁，因误服农药来急诊就诊，评估患者意识清楚，有合作能力。护士协助患者清除毒物所用方法适宜的是(　　)

A. 口服催吐法

B. 注洗器洗胃

C. 漏斗胃管洗胃

D. 自动洗胃机洗胃

E. 电动吸引器洗胃

5. 患者黄某，女性，25 岁，口服毒物后被家属发现，送医院就诊，毒物性质不明，患者昏迷不醒。护士的正确处理措施是(　　)

A. 等患者清醒后问清毒物名称再洗胃

B. 迅速采取口服催吐法

C. 抽出胃内容物送检，用温开水洗胃

D. 用 1：15 000 高锰酸钾洗胃

E. 禁忌洗胃

6. 应用电动吸引器为成人洗胃时，压力应保持在（　　）

A. 13.3 kPa

B. 26.6 kPa

C. 40.0 kPa

D. 53.3 kPa

E. 66.6 kPa

7. 假如在洗胃过程中有血性液体流出，应如何处理（　　）

A. 减慢洗胃速度

B. 边观察边洗胃

C. 让患者休息一会儿再洗

D. 减少洗胃液每次的灌入量

E. 立即停止洗胃

【知识拓展】

电动洗胃机的清洗消毒

（刘玉华）

实训二十一

心肺复苏术

【实例与思考】

患者翟某，男性，59岁，工程师，既往有高血压、冠心病病史近10年。在医院挂号大厅突然抽搐、跌倒在地，大小便失禁。查体：意识不清，呼吸停止，全身发绀，双侧瞳孔等大，血压、脉搏测不出。如何抢救该患者？

【目的】

通过实施基础生命支持技术，为患者迅速建立有效的循环和呼吸，保证重要脏器的血液供应，尽快恢复心跳和呼吸，促进脑功能的恢复。

【评估】

1. 患者　患者的意识、呼吸、颈动脉搏动。
2. 环境　抢救环境安全。

【准备】

1. 环境准备　环境安全、无危险因素存在，电源方便，有利于抢救。
2. 用物准备　无菌纱布、弯盘、硬板床、治疗车、听诊器、血压计、手电筒、抢救记录卡、笔、免洗手消毒液、医疗垃圾桶、生活垃圾桶。必要时备电插板等。

【操作流程】

见表21-1。

表21-1　心肺复苏术操作流程

操作步骤	要点说明
1. 判断与呼救	判断意识、呼吸、大动脉搏动，报告结果
	确认患者意识丧失，立即呼叫
2. 安置体位	将患者安置于硬板床，取仰卧位
	去枕，头、颈、躯干在同一轴线上
	双手放于两侧，身体无扭曲（口述）
3. 心脏按压	解开衣领、腰带，暴露患者胸腹部
	按压部位：胸骨中下1/3交界处（两乳头连线正中）
	按压方法：两只手掌根部重叠，手指翘起不接触胸壁，上半身前倾，两臂伸直，垂直向下用力
	按压幅度：胸骨下陷5~6 cm
	按压频率：100~120次/min

续表 21-1

操作步骤	要点说明
4. 开放气道	检查口腔,清除口腔异物
	取出活动义齿(口述)
	判断颈部有无损伤,根据不同情况采取合适方法开放气道
5. 人工呼吸	匀速吹气,直至患者胸廓抬起
	吹气毕,观察胸廓情况
	按压与人工呼吸之比为 30∶2,连续 5 个循环
6. 判断复苏效果	操作 5 个循环后,判断并报告复苏效果
	颈动脉恢复搏动
	自主呼吸恢复
	散大的瞳孔缩小,对光反射存在
	肱动脉血压大于 60 mmHg(体现测血压动作)
	面色、口唇、甲床和皮肤色泽转红
7. 整理记录	整理用物
	七步洗手
	记录患者病情变化和抢救情况

【注意事项】

1. 在发现无呼吸或不正常呼吸(喘息样呼吸)的心搏骤停成人患者时,应立即启动紧急救护系统,立即进行心肺复苏(CPR)。

2. 按压部要准确,用力合适,以防止胸骨、肋骨压折。严禁按压胸骨角、剑突下及左右。

3. 胸部按压力要适度,过轻达不到效果,过重易造成肋骨骨折、血气胸,甚至肝脾破裂等。按压深度成人 5 ~ 6 cm,儿童大约 5 cm,婴儿 4 cm,儿童和婴儿至少为胸部前后径的 1/3,并保证每次按压后胸廓回弹。姿势要正确,注意两臂伸直,两肘关节固定不动,双肩位于双手的正上方。为避免心脏按压时呕吐物逆流至气管,患者头部应适当放低并略偏向一侧。

4. 单一施救者应先开始胸外心脏按压,然后再进行人工呼吸(心肺复苏的顺序是 C—A—B),即先进行 30 次的胸外心脏按压,后做 2 次人工呼吸;尽可能减少按压中的停顿,并避免过度通气。若操作中途换人,中断时间不得超过 5 s。

5. 按压的频率为 100 ~ 120 次/min。人工呼吸为 10 ~ 12 次/min。

6. 遇有肋骨骨折、血气胸、心包填塞、心脏外伤等,应立即配合医生进行胸内心脏按压。

7. 遇有头颈、脊椎外伤者不宜抬颈或搬动,以免脊髓损伤。

8. 人工呼吸时要确保患者呼吸道通畅，吹气后，抢救者迅速将头转向患者胸部方向，避免吸入患者呼出的二氧化碳并观察患者呼吸情况。

【评分标准】

见表 21-2。

表 21-2　心肺复苏术评分标准

项目			内容	分值	扣分标准	扣分
基本要求（10 分）			仪表、举止	5		
基本要求（10 分）			反应敏捷，动作麻利，注意与家属沟通	5		
健康评估（10 分）			动作到位，语言准确，声音洪亮	5	动作不到位扣 3 分，其余未做到扣 1 分	
健康评估（10 分）			熟练完成意识、呼吸、颈动脉搏动的评估	5	手法、位置不正确酌情扣分	
技能操作（60 分）	计划与准备		确定意识丧失，呼吸、心跳停止，立即呼救	3	未确定扣完，未呼救扣 1 分	
技能操作（60 分）	计划与准备		启动急救系统	2	未启动扣完，补做扣 1 分	
技能操作（60 分）	计划与准备		选择平整硬地面或硬板床	2	错误扣完	
技能操作（60 分）	计划与准备		体位：去枕，躯体呈直线	3	错一项扣 1.5 分	
技能操作（60 分）	实施	心脏按压	抢救者立于患者右侧，解开衣领、腰带，暴露患者胸腹部 按压部位：胸骨中下 1/3 交界处	6	站错、定位错扣完	
技能操作（60 分）	实施	心脏按压	按压方法：两只手掌根部重叠，手指翘起不接触胸壁，上半身前倾，两臂伸直，垂直向下用力。按压深度：胸骨下陷 5～6 cm	6	方法错扣完	
技能操作（60 分）	实施	心脏按压	按压频率：100～120 次/min，按压与吹气之比 30∶2，连续 5 个循环	4	以打印单为准评分	
技能操作（60 分）	实施	开放气道	检查口腔，清除异物	4	手法不正确酌情扣分	
技能操作（60 分）	实施	开放气道	判断颈部情况，根据具体情况采取合适方法开放气道	4	未判断扣完，不到位扣 2 分 开放气道方法错扣完	
技能操作（60 分）	实施	人工呼吸	保持气道开放	2		
技能操作（60 分）	实施	人工呼吸	捏闭患者鼻孔，用力吹气至患者胸廓抬，吹气毕，观察胸廓情况	6	吹气量以打印单为准评分 未观察胸廓情况扣 3 分	

续表 21-2

<table>
<tr><th>项目</th><th colspan="3">内容</th><th>分值</th><th>扣分标准</th><th>扣分</th></tr>
<tr><td rowspan="7">技能
操作
(60 分)</td><td rowspan="3">实施</td><td rowspan="3">判断
效果</td><td>颈动脉搏动、自主呼吸</td><td>4</td><td>判断缺项扣完</td><td></td></tr>
<tr><td>瞳孔、动脉血压</td><td>2</td><td>只口述未做扣 1 分</td><td></td></tr>
<tr><td>面色、口唇、甲床</td><td>2</td><td>只口述未做扣 1 分</td><td></td></tr>
<tr><td rowspan="4">操作
后</td><td colspan="2">整理用物,洗手</td><td>2</td><td></td><td></td></tr>
<tr><td colspan="2">记录完整准确,与抢救一致</td><td>2</td><td></td><td></td></tr>
<tr><td colspan="2">为患者整理衣物、盖被,安慰患者</td><td>2</td><td>一项未做扣 1 分</td><td></td></tr>
<tr><td colspan="2">评价:复苏有效</td><td>4</td><td>以打印单为准评分</td><td></td></tr>
<tr><td>健康
教育
(5 分)</td><td colspan="3">根据病情予以针对性指导</td><td>5</td><td></td><td></td></tr>
<tr><td rowspan="3">人文
关怀
(10 分)</td><td colspan="3">为患者安置舒适正确体位</td><td>3</td><td>未做到全扣</td><td></td></tr>
<tr><td colspan="3">尊重患者,关注患者感受,满足需要</td><td>4</td><td>未做到全扣</td><td></td></tr>
<tr><td colspan="3">与患者或家属有效沟通</td><td>3</td><td>未沟通全扣,无针对性酌情扣分</td><td></td></tr>
<tr><td rowspan="2">总体
评价
(5 分)</td><td colspan="3">职业防护</td><td>3</td><td>违反操作原则,扣完</td><td></td></tr>
<tr><td colspan="3">动作娴熟,在规定时间内完成</td><td>2</td><td>超时停止操作,扣完</td><td></td></tr>
</table>

【测一测】

1. 心肺复苏按压的频率应为(　　)

A. 40 ~ 60 次/min

B. 60 ~ 80 次/min

C. 80 ~ 100 次/min

D. 100 ~ 120 次/min

E. 120 ~ 140 次/min

2. 对于呼吸、心搏骤停的伤病员现场救护的黄金时间是(　　)

A. 4 min

B. 8 min

C. 10 min

D. 12 min

E. 15 min

3. 现场进行徒手心肺复苏时,伤病员的正确体位是(　　)

A. 侧卧位

B. 俯卧位

C. 半坐卧位

D. 仰卧在坚硬的平面上
E. 仰卧在比较舒适的软床上
4. 对成人进行胸外按压时的部位是(　　)
A. 两乳头连线正中
B. 胸骨下 1/3
C. 胸骨上 1/3
D. 锁骨下 1/3
E. 锁骨上 1/3

【知识拓展】

跪式和站式心肺复苏对胸外按压和球囊通气质量的影响

(刘玉华)

实训二十二

雾化吸入法

【实例与思考】

患者李某,女性,40 岁,患大叶性肺炎,咳嗽伴咳痰,痰液黏稠不易咳出,气促、乏力。医嘱:0.9% NaCl 注射液 30 mL,沐舒坦 30 mg,氧气雾化吸入,一天两次。应如何为患者进行雾化吸入?

【目的】

1. 治疗呼吸道感染,消除炎症。
2. 解除支气管痉挛,改善通气功能。
3. 稀释痰液,利于排痰。

【评估】

1. 患者　患者的年龄、病情、意识、治疗情况、心理状态及合作程度;患者有无支气管痉挛、呼吸道黏膜水肿,痰液量等;口腔黏膜有无感染、溃疡等。
2. 环境　温湿度适宜、整洁安静、光线充足,有电源插孔。

【准备】

1. 环境准备　室内温湿度适宜、光线充足、安静整洁,避免火源。
2. 护士准备　着装整洁、修剪指甲、洗手、戴口罩。
3. 患者准备　了解雾化的目的、方法、注意事项及配合要点。
4. 用物准备　氧气雾化吸入器、氧气装置 1 套(湿化瓶内不装水)、生理盐水、药液、5 mL 注射器、无菌纱布、弯盘、免洗手消毒液、医疗垃圾桶、生活垃圾桶。必要时备电插板等。

【操作流程】

见表 22-1、表 22-2。

表 22-1　氧气雾化吸入法操作流程

操作步骤	要点说明
1. 查对配药	查对医嘱配制雾化吸入药液,注入氧气雾化器贮药瓶内,连接雾化器的组件,检查其性能是否完好
2. 核对解释	携用物至床旁,核对,解释操作的目的、方法及吸入时间等相关内容,以取得合作
3. 安置体位	协助患者取舒适卧位(以坐位、半卧位为宜),漱口,以清洁口腔

续表 22-1

操作步骤	要点说明
4. 指导吸入	连接氧气管道与雾化器，打开氧气，调节氧流量为 6～8 L/min，使药液呈雾状喷出 指导患者正确使用口含嘴或面罩，并嘱其缓慢深吸气后屏息片刻（以利药物更好地沉积），用鼻呼气。注意：嘱患者有痰时，应咳出，不要将痰咽下；吸入治疗后不要立刻外出
	治疗毕，先取下雾化器，再关闭氧气，协助擦干患者面部
5. 整理消毒	协助患者取舒适卧位，整理床单位，消毒、清洗雾化器
	洗手，记录

表 22-2　超声波雾化吸入法操作流程

操作步骤	要点说明
1. 查对配药	洗手，连接雾化器各部件，检查其性能是否完好；水槽内加入冷蒸馏水浸没雾化罐底部透声膜；查对医嘱，配制雾化吸入药液，注入雾化罐
2. 核对解释	携用物至床旁，核对，解释操作目的、方法及吸入时间等相关内容，以取得合作
3. 安置体位	协助患者取舒适卧位（以坐位、半卧位为宜），漱口，以清洁口腔
4. 指导吸入	接通电源，打开电源开关，调节定时开关，根据需要调节雾量
	指导患者正确使用口含嘴或面罩，并嘱其缓慢深吸气后屏息片刻（以利药物更好地沉积），用鼻呼气。注意：嘱患者有痰时，应咳出，不要将痰咽下，吸入治疗后不要立刻外出
	治疗毕，取下口含嘴或面罩，先关雾化开关再关闭电源，协助擦干患者面部
5. 整理消毒	协助患者取舒适卧位，整理床单位，消毒、清洗螺纹管
	洗手，记录

【注意事项】

1. 初次做此治疗的患者，应详细指导使用方法。

2. 湿化瓶内勿放水，以免稀释药液影响疗效。

3. 进行氧气雾化吸入操作时，严禁接触明火和易燃品，确保安全；进行超声雾化吸入时，切忌水槽内加热水或温水。

4. 雾化吸入后可予以拍背、鼓励咳嗽、吸痰等方法协助排痰。

5. 超声波雾化器水槽底部的晶体换能器和雾化罐底部的透声膜质薄性脆，操作时动作轻稳，避免损坏。

6. 护士应熟悉雾化器性能，超声波雾化器水槽内应保持足够的水量（虽有缺水保护装置，但不可在缺水状态下长时间开机），水槽和雾化罐内切忌加温水或热水，使用过程中若水槽内水温超过 60 ℃，应停机换冷蒸馏水。

7. 超声波雾化吸入过程中如需加入药液，不必停机，可直接从雾化罐的加药小孔注入药液；雾量大小可根据需要随时调节。

8. 观察患者痰液排出是否困难，若因黏稠的分泌物经湿化后膨胀致痰液不易咳出时，应予以拍背以协助痰液排出，必要时吸痰。

9. 超声波雾化器连续使用时，中间需间隔 30 min 再用。

【评分标准】

见表 22-3、表 22-4。

表 22-3　氧气雾化吸入法评分标准

项目		内容	分值	扣分标准	扣分
基本要求（5 分）	仪表、举止、物品摆放		3		
	礼貌称呼、自我介绍		2	未礼貌称呼或自我介绍扣 1 分	
健康评估（10 分）	评估：年龄、病情、意识、口鼻腔情况及合作程度等（口述） 解释：雾化吸入目的		3	缺一项扣 0.5 分	
	与患者沟通时态度和蔼，符合病情特点		4	不符合病情扣 2 分，其余未做到扣 1 分	
	关注患者心理反应		3		
技能操作（60 分）	计与准备	核对、解释	2		
		洗手、戴口罩	2	未洗或未戴扣完，补做扣 1 分	
		配药，将药液注入雾化器内	6	有一项操作缺陷扣 1 分	
	雾化吸入	安置体位、铺巾	2		
		将雾化器接口连接于氧气装置	4		
		调节氧流量为 6～8 L/min	8		
		指导患者用口深吸气，鼻呼气	10		
		取下雾化器面罩，关闭氧气开关	3		
		协助漱口（口述）清洁口鼻部	3		
	操作后	安置体位，询问需要，感谢配合	2		
		整理衣被，分类处理用物，洗手	6		
		记录	2		
	全程	雾化过程中注重观察、查对	5	查对不全扣 1 分	
		保持与患者沟通：解释、询问	5	未沟通全扣，沟通不足扣 2 分	
健康教育（10 分）	教会患者有效咳嗽和雾化时正确配合方式及相关注意事项		6		
	根据病情予以针对性指导		4	缺针对性扣 2 分，遗漏要点扣 2 分	

续表 22-3

项目	内容	分值	扣分标准	扣分
人文关怀(10 分)	为患者安置舒适正确体位	3	未做到全扣	
	尊重患者,关注患者感受,满足需要	4	未做到全扣	
	与患者或家属有效沟通	3	未沟通全扣,无针对性酌情扣分	
总体评价(5 分)	无菌操作、职业防护	3	违反无菌操作,扣完	
	动作娴熟,在规定时间内完成	2	超时停止操作,扣完	

表 22-4 超声波雾化吸入法评分标准

项目		内容	分值	扣分标准	扣分
基本要求(5 分)		仪表、举止、物品摆放	3		
		礼貌称呼、自我介绍	2	未礼貌称呼或自我介绍扣 1 分	
健康评估(10 分)		评估:年龄、病情、意识、口鼻腔情况及合作程度等(口述) 解释:雾化吸入目的	3	缺一项扣 0.5 分	
		与患者沟通时,态度和蔼,符合病情特点	4	不符合病情扣 2 分,其余未做到扣 1 分	
		关注患者心理反应	3		
技能操作(60 分)	计划与准备	核对、解释	2		
		洗手、戴口罩	2	未洗或未戴扣完,补做扣 1 分	
		加冷蒸馏水浸没透声膜,将药液注入雾化罐内	6	有一项操作缺陷扣 1 分	
	雾化吸入	安置体位、铺巾	2		
		连接口含嘴和螺纹管,接通电源,调节定时开关	4		
		调节雾量,协助放入口含嘴,指导患者深吸气	8		
		注意水槽内水温(口述);雾化时间:15 ~ 20 min(口述)	4		
		取下口含嘴,先关闭雾化开关,再关闭电源开关	9	顺序错误扣完	
		协助漱口(口述)清洁口鼻部	3		
	操作后	安置体位,询问需要,感谢配合,整理衣被	2		
		倒出水槽内的水并擦干,浸泡螺纹管	6		
		洗手,记录	2		
	全程	雾化过程中注重观察、查对	5	查对不全扣 1 分	
		保持与患者沟通:解释、询问	5	未沟通全扣,沟通不足扣 2 分	

续表 22-4

项目	内容	分值	扣分标准	扣分
健康教育(10分)	教会患者有效咳嗽和雾化时正确配合方式及相关注意事项	6		
	根据病情予以针对性指导	4	缺针对性扣2分,遗漏要点扣2分	
人文关怀(10分)	为患者安置舒适正确体位	3	未做到全扣	
	尊重患者,关注患者感受,满足需要	4	未做到全扣	
	与患者或家属有效沟通	3	未沟通全扣,无针对性酌情扣分	
总体评价(5分)	无菌操作、职业防护	3	违反无菌操作,扣完	
	动作娴熟,在规定时间内完成	2	超时停止操作,扣完	

【测一测】

1. 超声雾化吸入毕,先关雾化开关,再关电源开关是防止损坏(　　)

A. 电子管

B. 水槽

C. 雾化罐

D. 电晶片

E. 透声膜

2. 氧气雾化吸入时,将药液稀释在(　　)

A. 3 mL 以内

B. 4 mL 以内

C. 5 mL 以内

D. 6 mL 以内

E. 7 mL 以内

3. 氧气雾化吸入中下列操作不正确的是(　　)

A. 嘱患者漱口

B. 将雾化器的进气管与氧气管相连

C. 调节氧气流量至 4 ~6L/min

D. 指导患者紧闭双唇呼吸

E. 氧气雾化吸入时,先取下雾化器,再关闭氧气开关

4. 患者李某,女性,慢性支气管炎,咳嗽加剧且痰液黏稠不易咳出。护士遵医嘱为其做超声雾化吸入,水槽内应加入(　　)

A. 冷开水

B. 温开水

C. 冷蒸馏水
D. 温蒸馏水
E. 清水
5. 雾化吸入时,下列操作正确的是(　　)
A. 可随意按压透声膜
B. 雾化罐内药液为3 ~5 mL
C. 先开雾化开关,再开电源开关
D. 治疗毕,先关电源开关,再关雾化开关
E. 水槽内水温过高,调换冷蒸馏水时需先关机

【知识拓展】

可吸入式新型冠状病毒疫苗

(刘玉华)

第二部分

综合性实训

实训二十三 新入院患者的护理

【实例与思考】

患者王某,男性,70 岁,身高 172 cm,体重 75kg,高血压病史 30 年,于家中如厕时突感头晕,随即倒地而送入院,拟诊为:脑出血。医嘱:急查 CT。如何对该新入院患者进行护理?

【目的】

1. 正确运送患者,确保患者安全。
2. 根据患者的病情能够安置正确的体位。
3. 正确进行生命体征的测量。
4. 在操作过程中能与患者进行良好有效的沟通,并能够针对患者的疑问进行合理的解释。

【评估】

1. 患者　患者的年龄、病情、意识、心理状态、合作程度、局部皮肤情况、肢体活动度、心肺功能;患者对体位的选择、测量生命体征的方法、注意事项及配合要点的认知程度。
2. 环境　室内温湿度、光线、安静、整洁度。

【准备】

1. 环境准备　室内温湿度适宜、光线充足、安静、整洁。
2. 护士准备　着装整洁、修剪指甲、洗手、戴口罩。
3. 患者准备　患者体位、做好家属的解释工作。
4. 用物准备

(1)运送患者法:平车(上置枕头、垫子,并根据季节准备棉被或毛毯)。

(2)生命体征测量:治疗盘内备体温计、血压计、听诊器、秒表或带秒针的表、生命体征记录单、笔。

(3)其他:快速干手消毒剂、治疗车、垃圾桶、黄色垃圾袋、黑色垃圾袋。必要时备手套。

【操作流程】

见表 23-1。

表 23-1 新入院患者护理操作流程

操作步骤	要点说明
1. 评估、核对患者	评估患者并向家属解释
	核对患者床号、姓名、住院号、腕带
2. 测量体温	测量腋温: (1)用纱布/纸巾为患者擦拭腋窝 (2)体温计放在腋窝中央,嘱患者屈臂过胸 (3)测量 5 ~10 min
	测量口温: (1)体温计水银端斜置于患者舌下热窝处 (2)嘱患者闭唇含住体温计,用鼻呼吸,必要时用手托住体温计 (3)测量 3 min
	测量肛温: (1)用屏风遮挡患者 (2)协助患者取舒适体位,侧卧、俯卧或屈膝仰卧位 (3)戴手套,石蜡油润滑肛表前端 (4)缓慢插入肛门内 3 ~4 cm(婴儿 1.25 cm,幼儿 2.50 cm) (5)测量时间 3 min (6)擦净肛门
3. 测量脉搏	手腕伸展,手臂放舒适位置
	用示、中、环指指端按在桡动脉上,压力大小以能清楚触及脉搏为宜
	计时 30 s;危重患者需测 1 min
	脉搏细弱难以测量时,听心率 1 min;异常脉搏,应由两名护士同时测量,一名听心率,另一名测脉率,记录为心率/脉率
4. 测量呼吸	患者取自然体位,护士保持诊脉手势
	似诊脉状观察胸腹起伏
	计时 30 s,乘 2
	危重患者呼吸微弱,可用少许棉花置于患者鼻孔前,观察棉花被吹动的次数,计时 1 min
	观察呼吸频率、深度、节律、音响,表情,口唇皮肤黏膜颜色及胸、腹起伏情况
5. 测量血压	协助患者取舒适体位,手臂位置(肱动脉)与心脏处于同一水平位置。坐位:平第 4 肋;卧位:平腋中线
	测量的肢体与心脏、血压计“0”点在同一水平;驱尽袖带内空气,系上袖带,袖带松紧可放入 1 指;袖带下缘距肘窝 2 ~3 cm
	注气:听诊器置肱动脉搏动最明显处,以一只手稍加压固定,打开开关,关闭输气球气门,充气至动脉搏动音消失再升高 20 ~30 mmHg

续表 23-1

操作步骤	要点说明
5. 测量血压	放气:打开输气球气门以 4 mmHg/s 的速度放气
	监听数值,听到第一声搏动音时,汞柱所指刻度为收缩压读数;当搏动音突变或消失时汞柱所指刻度为舒张压读数
	驱尽袖带内空气、解开袖带,水银柱刻度降至"0"点,右倾血压计 45°,关闭水银槽开关,关闭血压计
	记录解释
6. 整理记录	整理用物
	整理床单位
	操作后嘱咐,交代注意事项
7. 运送患者	评估患者并向家属解释
	核对患者床号、姓名、住院号、腕带
	移开床旁桌、椅,松开床位盖被
	平车与床尾成钝角
	三人搬运法移动患者至平车
	再反向移动患者从平车返回床单位
8. 安置体位	核对患者,并向家属解释
	根据患者病情安置平卧位,头偏向一侧
	患者舒适、安全,必要时加床挡
	记录交班

【注意事项】

1. 严格执行查对制度。
2. 严格遵守操作规程。
3. 操作前做好患者病情评估。
4. 操作过程中注意患者反应,发现异常及时处理,必要时通知医生处理。
5. 操作后及时监测患者病情变化。

【评分标准】

见表 23-2。

表 23-2 新入院患者护理评分标准

项目		内容	分值	扣分标准	扣分
基本要求(5 分)		仪表、举止	2		
		礼貌称呼、自我介绍	3	未礼貌称呼或自我介绍扣 1 分	
健康评估(10 分)		病情、意识、心理状态、合作程度等(口述)	2	缺一项扣 0.5 分	
		患者皮肤情况、肢体活动度、心肺功能	2	未查全扣	
		与患者沟通时态度和蔼,符合病情特点	4	不符合病情扣 2 分,其余未做到扣 1 分	
		关注患者心理反应	2		
技能操作(70 分)	计划与准备	洗手、戴口罩	2	忘洗或忘戴全扣,补做扣 1 分	
		按要求备齐用物	1	缺一项全扣	
		核对护理单	1	未核对全扣	
		查对操作用物	1	漏查一项全扣	
	生命体征测量	核对患者,并向家属解释	2	缺一项扣 1 分	
		测量体温	8	部位、时间、数值、体温计处理一项不正确扣 2 分	
		测量脉搏	6	部位、时间、数值一项不正确扣 2 分	
		测量呼吸	6	部位、时间、数值一项不正确扣 2 分	
		测量血压	12	体位、部位、时间、数值、血压计使用一项不正确扣 2 分	
		记录解释	2	一项未做扣 1 分	
		整理用物、床单位	2	一项未做扣 1 分	
		操作后嘱咐,交代注意事项	2	未做全扣	
	运送患者	评估患者并解释(口述)	1		
		核对患者床号、姓名、住院号、腕带	2	未核对全扣	
		移开床旁桌、椅,松开床位盖被	2	方法不正确各扣 1 分	
		平车与床尾成钝角	2	方法不正确扣 2 分	
		三人搬运法移动患者至平车	4	方法不正确扣 2 分	
		再反向移动患者从平车返回床单位	4	方法不正确扣 2 分	

续表 23-2

项目	内容		分值	扣分标准	扣分
技能操作（70 分）	安置体位	核对患者，并向家属解释	2	缺一项扣 1 分	
		根据患者病情安置合适体位	5	方法不正确扣 2 分	
		患者舒适、安全，必要时加床挡	2	未做全扣	
		记录交班	1	未做全扣	
健康教育（5 分）	教会患者正确配合方式及相关注意事项		2	缺一项扣 1 分	
	根据病情予以针对性指导		3	缺针对性扣 1 分，遗漏要点扣 1 分	
人文关怀（5 分）	为患者安置舒适正确体位		1	未做到全扣	
	尊重患者，关注患者感受，满足需要		2	未做到全扣	
	与患者或家属有效沟通，关心体贴患者，态度亲切		2	未沟通全扣，无针对性酌情扣分	
总体评价（5 分）	注意职业防护		2	未做到全扣	
	动作娴熟，在规定时间内完成		3	超时停止操作，扣完	

（王璋琳）

实训二十四

鼻饲患者的护理

【实例与思考】

患者杨某，女性，68岁。脑血栓，已度过危险期，右侧肢体偏瘫，神志清楚，进食呛咳。医嘱：甘露醇250 mL，静脉滴注，一天两次；鼻饲饮食以维持其机体所需营养；口腔护理，一天两次。如何对该患者进行护理？

【目的】

1. 正确为患者进行鼻胃管插入及进行鼻饲。

2. 正确为患者进行口腔护理操作。

3. 按医嘱为患者正确进行输液治疗。

4. 操作过程中动作轻柔，确保患者安全。

5. 在操作过程中能与患者进行良好有效的沟通，并能够针对患者的疑问进行合理的解释。

【评估】

1. 患者　患者的年龄、病情、意识、心理状态、合作程度、鼻腔情况（鼻腔是否通畅，有无肿胀、炎症；鼻中隔有无偏曲等）、口腔情况（口唇、口腔黏膜、口腔气味、有无活动义齿）、局部皮肤情况、肢体活动度、心肺功能。

2. 环境　室内温湿度、光线、安静、整洁度。

【准备】

1. 环境准备　室内温湿度适宜、光线充足、安静、整洁。

2. 护士准备　着装整洁、修剪指甲、洗手、戴口罩。

3. 患者准备　患者对鼻饲、口腔护理、静脉输液等操作方法的过程、注意事项及配合要点的了解。

4. 用物准备

（1）鼻饲：治疗盘内备鼻饲包（治疗碗、压舌板、镊子、纱布、治疗巾、弯盘）、一次性胃管、50 mL注射器、听诊器、流质饮食（200 mL、38～40 ℃）、手电筒、棉签、温开水、石蜡油棉球、别针、胶布。

（2）口腔护理：治疗盘内备口腔护理包、生理盐水、压舌板、手电筒、棉签、石蜡油，根据患者病情备口腔外用药、开口器（必要时）。

（3）静脉输液：注射盘、甘露醇、70%乙醇、棉签、无菌治疗巾、安尔碘、输液器、输液胶贴、瓶签、备用针头、弯盘、脉枕、止血带、垫巾、输液巡视卡、输液本、笔。

（4）其他：手套、速干手消毒剂、治疗车、带秒针的表、锐器盒、垃圾桶、黄色垃圾袋、黑色垃圾袋。

【操作流程】

见表 24-1。

表 24-1　鼻饲患者的护理操作流程

操作步骤	要点说明
1. 鼻饲法	核对解释:核对,评估患者并解释
	安置卧位:协助患者取舒适体位
	铺巾清孔:颌下铺巾,戴手套,清洁鼻腔
	测量长度:测量插管长度(成人为 45 ~ 55 cm,婴幼儿为 14 ~ 18 cm),做好标记
	润滑插管:石蜡油润滑胃管前端,将胃管沿一侧鼻孔轻轻插入,到咽喉部(插入 14 ~ 15 cm)时,嘱患者做吞咽动作,随后迅速将胃管插入
	确定胃内:证实胃管在胃内
	固定胃管:固定胃管
	喂注食物:注入适宜温热的鼻饲饮食,观察患者反应
	鼻饲管的维持:鼻饲结束注入少量温开水,胃管末端反折,纱布包好,夹子固定
	整理用物:整理用物、床单位,协助患者取舒适体位,告知注意事项
	洗手记录:洗手,记录
2. 口腔护理	为患者鼻饲后进行口腔护理
	携用物至患者床旁,再次核对患者
	安置卧位:协助患者取仰卧位或侧卧位,头偏向护士一侧
	治疗巾呈“V”字形围于颌下
	湿润口唇:打开口腔护理盘,将弯盘放于口角旁,用棉签蘸将温开水或石蜡油湿润口唇
	取下义齿:对有活动义齿者,护士戴手套协助取下,将取下的义齿放在盛有冷开水的容器内
	协助漱口:协助患者用吸水管吸温开水漱口
	观察口腔:嘱患者张口,一只手用压舌板撑开颊部,另一只手持手电筒再次观察口腔情况
	擦洗口腔:嘱患者咬合上下齿
	擦洗顺序: 从对侧外面擦洗至门齿 从近侧外面擦洗至门齿 从对侧上内侧面擦洗至门齿 从对侧上咬合面擦洗至门齿 从对侧下内侧面擦洗至门齿 从对侧下咬合面擦洗至门齿 擦洗对侧颊部 同方法擦洗近侧,顺序同上 擦洗硬腭部、舌面、舌下
	擦洗过程中随时询问患者的感受
	漱口涂药:清点棉球数量→漱口→用纱布擦干嘴唇→再次用电筒观察口腔内情况→口唇干裂者涂石蜡油

续表 24-1

操作步骤	要点说明
2. 口腔护理	撤除弯盘及治疗巾
	告知患者注意事项
	整理记录：整理床单位，洗手，整理用物（医疗垃圾、生活垃圾分类放置，由医院统一回收处理，消毒液擦拭治疗车、治疗盘，治疗盘反扣晾干备用）
	记录口腔情况
3. 静脉输液	核对解释：为患者口腔护理后，按医嘱为患者进行输液
	将用物推至患者床旁，核对床号、姓名、性别、年龄，告知患者治疗目的、方法及配合要点
	安置卧位：询问患者有无需求并帮助解决，协助患者取舒适卧位
	选择血管：正确选择血管，评估穿刺部位皮肤和血管，穿刺部位下铺垫巾，放好止血带
	卫生手消毒，准备输液胶贴
	一次排气：再次核对治疗卡，将输液瓶挂于输液架上，一次性排净输液管内空气，调节器阻断液体
	消毒部位：常规消毒穿刺部位皮肤，扎止血带，尾端向上；再次消毒，嘱患者握拳，使静脉充盈
	再次排气：再次检查输液管下段，确定无气泡后，排出少许液体，取下护针帽
	核对、进针：以左手拇指绷紧穿刺静脉下端皮肤使其固定，针头斜面向上与皮肤呈 15°～30°，自静脉上方或侧方刺入皮下，再沿静脉方向滑行刺入，见回血后再进针少许，嘱患者松拳，松开止血带和调节器
	固定、调速：滴入通畅后，用输液胶贴固定针头；根据患者病情及医嘱调节滴速
	再次查对
	安置患者：协助患者取舒适卧位，整理床单位，交代注意事项，将呼叫器放于患者伸手可及处
	洗手记录：洗手，填写输液巡视卡
	输液完毕后规范拔针
4. 拔出胃管	核对解释：携用物至患者床旁，核对解释
	拔出胃管：戴手套，置弯盘于患者颌下，胃管末端用血管钳夹紧放于弯盘内，揭去固定的胶布。用纱布包裹近鼻孔处的胃管，边拔边用纱布擦胃管，拔到咽喉处时快速拔出
	清洁患者口、鼻、面部，擦净胶布痕迹
	整理用物：整理用物、床单元，协助患者取舒适体位，告知注意事项
	洗手记录

【注意事项】

1. 操作前做好患者病情评估；严格执行查对制度；严格遵守操作规程。

2. 为患者插胃管的过程中，若患者出现呛咳、呼吸困难、发绀等，表示误入气管，应立即拔出，休息片刻重新插入。为昏迷患者插管时，应将患者头部向后仰，当胃管插入会厌部时(约 15 cm),左手托起头部,使下颌靠近胸骨柄,加大咽部通道的弧度,使管端沿后壁滑行,插至所需长度。

3. 每天检查胃管插入的深度,鼻饲前检查胃管是否在胃内,并检查患者有无胃潴留,胃内容物超过 150 mL 时,应当通知医生减量或者暂停鼻饲。

4. 鼻饲给药时应先碾碎,溶解后注入;鼻饲前后均应用温开水冲洗导管,防止导管堵塞;鼻饲混合流食,应当间接加温,以免蛋白凝固;对长期鼻饲患者,应当定期更换胃管。

5. 为患者做口腔护理时动作要轻,以免损伤口腔黏膜,特别是对凝血功能较差的患者。昏迷患者禁忌漱口,需用开口器应从臼齿处放入,对牙关紧闭者不可用暴力助其开口。擦洗时棉球不宜过湿,以防溶液误吸入呼吸道。棉球要用止血钳夹紧,每次 1 个,防止遗留在口腔,必要时要清点棉球数量。

6. 传染病患者用物须按消毒隔离原则处理。

7. 长期应用抗生素者,应观察口腔黏膜有无真菌感染。

8. 对活动义齿应先取下,用牙刷刷洗义齿的各面,用冷水冲洗干净,待患者漱口后再戴上。暂时不用的义齿,可浸于冷水杯中备用,每日更换一次清水。不可将义齿泡在热水或乙醇内,以免义齿变色、变形和老化。

9. 输液时根据患者病情有计划地安排输液顺序,如需加药,应合理安排,并注意配伍禁忌。输液前应排尽空气,注意及时换药或拔针,以免造成空气栓塞。

10. 输液过程中应加强巡视,严密观察,并耐心听取患者主诉,发现问题及时处理、记录。

11. 操作中注意患者反应,发现异常及时处理,必要时通知医生处理。

12. 操作后及时监测患者病情变化。

【评分标准】

见表 24-2。

表 24-2　鼻饲患者的护理评分标准

项目	内容	分值	扣分标准	扣分
基本要求(5 分)	仪表、举止	2		
	礼貌称呼、自我介绍	3	未礼貌称呼或自我介绍扣 2 分	
健康评估(10 分)	病情、意识、心理状态、合作程度等(口述)	2	缺一项扣 0.5 分	
	皮肤情况、肢体活动度、心肺功能	2	未查全扣	
	与患者沟通时态度和蔼,符合病情特点	4	不符合病情扣 2 分,其余未做到扣 1 分	
	关注患者心理反应	2		

续表 24-2

项目	内容		分值	扣分标准	扣分
技能操作(70分)	计划与准备	洗手、戴口罩	2	忘洗或忘戴全扣,补做扣1分	
		按要求备齐用物	1	缺一项全扣	
		核对护理单	1	未核对全扣	
		查对操作用物	1	漏查一项全扣	
技能操作(70分)	鼻饲法	评估患者并解释	1	未做全扣	
		核对患者床号、姓名、住院号、腕带	1	缺一项扣0.5分	
		安置患者合适体位	2	未做全扣	
		铺治疗巾、置弯盘、清洁鼻腔	2	缺一项扣1分	
		检查胃管、测量长度、润滑胃管	3	缺一项扣1分	
		插胃管	5	不规范扣2分	
		确定胃管在胃内	1	未确定全扣	
		固定胃管	1	方法不正确全扣	
		喂注食物	2	方法不正确全扣	
		注食完毕后冲洗胃管、固定	2	方法不正确全扣	
	口腔护理	核对患者,并解释	2	缺一项扣1分	
		根据患者病情安置合适体位	1	方法不正确全扣	
		擦洗口腔	5	方法不正确扣2分	
		擦洗完毕、清点棉球	1	缺一项扣0.5分	
		安置患者合适体位、整理床单位	1	缺一项扣0.5分	
	静脉输液	核对患者,选择静脉	2	缺一项扣1分	
		备输液贴,第一次排气	5	方法不正确全扣	
		扎止血带,常规消毒皮肤	5	方法不正确全扣	
		再次排气,再次核对,静脉穿刺,穿刺成功,三松、固定	5	两次穿刺失败,停止操作,后面全扣	
		调节滴速,填写观察卡,交代注意事项	6	缺一项扣2分	
		输液完毕拔针,迅速按压	4	方法不正确各扣2分	
		安置患者合适体位,整理床单位	2	一项未做扣1分	
		整理用物	1	一项未做扣1分	
	拔出胃管	按医嘱拔管	2	方法不正确全扣	
		安置患者合适体位	1	未做全扣	
		整理床单位	1	未做全扣	
		清理用物、记录	1	缺一项全扣	

续表 24-2

项目	内容	分值	扣分标准	扣分
健康教育（5 分）	教会患者正确配合方式及相关注意事项	2		
	根据病情予以针对性指导	3	缺针对性扣 1 分，遗漏要点扣 1 分	
人文关怀（5 分）	为患者安置舒适正确体位	1	未做到全扣	
	尊重患者，关注患者感受，满足需要	2	未做到全扣	
	与患者或家属有效沟通，关心体贴患者，态度亲切	2	未沟通全扣，无针对性酌情扣分	
总体评价（5 分）	注意职业防护	2	未做到全扣	
	动作娴熟，在规定时间内完成	3	超时停止操作，扣完	

（卫晓娅）

实训二十五　给药术

【实例与思考】

患者王某，女性，45 岁，1 d 前淋雨后高热、咳嗽、气促、胸痛入院，肺部听诊闻及湿啰音，结合实验室及 X 射线检查，诊断为肺炎。医嘱给予先锋霉素Ⅵ 5.0 g 加 0.9% 氯化钠注射液 250 mL，静脉滴注，每天一次。护士如何根据该医嘱给药？

【目的】

1. 正确抽吸药物，确保无菌，药量准确。

2. 准确配制皮试液，正确进行药物过敏试验，保证用药安全。

3. 正确进行静脉输液，控制感染。

【评估】

1. 患者　患者的年龄、病情、意识、心理状态、合作程度、局部皮肤情况、过敏史、用药史、家族史、肢体活动度、静脉血管情况、心肺功能。患者对皮试、静脉输液的目的、方法、注意事项及配合要点的知晓程度。

2. 环境　室内温湿度、光线、安静、整洁度。

【准备】

1. 环境准备　室内温湿度适宜、光线充足、安静、整洁。

2. 护士准备　着装整洁、修剪指甲、洗手、戴口罩。

3. 患者准备　了解皮试、静脉输液的目的、方法、注意事项及配合要点。

4. 用物准备

(1)治疗盘内备：药物(遵医嘱)、生理盐水、70% 乙醇、棉签、无菌治疗巾、砂轮、安尔碘、注射器(1 mL、2 mL、5 mL)、输液器、输液胶贴、瓶签、止血带、备用针头、弯盘、0.1% 盐酸肾上腺素、脉枕、垫巾。

(2)其他：速干手消毒剂、治疗单、输液巡视卡、手表、笔、锐器盒。必要时备手套、夹板、绷带、输液架、医疗垃圾桶、生活垃圾桶。

【操作流程】

见表 25-1。

表 25-1 给药术操作流程

操作步骤	要点说明
1. 备物核对	洗手、戴口罩、按要求备齐用物
	核对治疗单，查对消毒液、棉签、注射器、输液器、药物等
	消毒及折断生理盐水安瓿
	将 2 mL 或 5 mL 注射器针头斜面放安瓿内液面下持活塞柄吸药 2 mL
2. 配置皮试液	除去先锋霉素密封瓶铝盖中心部分，消毒、待干
	将注射器针头刺入瓶内，把 0.5g 先锋霉素Ⅵ稀释
	用 1 mL 注射器取上液 0.2 mL 排尽空气后加生理盐水 0.8 mL
	用 1 mL 注射器取上液 0.1 mL 加生理盐水 0.9 mL
	用 1 mL 注射器取上液 0.1 mL 加生理盐水 0.9 mL
	每次摇匀
	核对患者，询问三史
	选择注射部位，以 75% 乙醇消毒皮肤(忌碘消毒)
	再次核对，排尽空气
3. 皮内试验	左手绷紧皮肤，右手持注射器，针头斜面向上和皮肤呈 5°角进针
	针尖斜面全部进入皮内后放平注射器，左手固定针拴
	右手推注药液 0.1 mL，局部隆起成皮丘
	迅速拔针，计时
	再次核对，交代注意事项
	清理用物，整理床单位
	洗手、脱口罩，20 min 后判断结果并记录
4. 静脉输液	洗手、戴口罩
	核对用物、贴瓶签
	加药、检查、签全名
	检查输液器质量后插入瓶塞，关闭调节器
	携用物至床前，核对患者、药液，解释，嘱患者排尿
	消毒手，备胶布，挂好输液瓶
	倒置茂菲滴管，打开调节器，当滴管内液体达 1/3 ~ 2/3 满时，迅速转正滴管使液体缓慢下降，排尽空气
	嘱患者取舒适体位，选择静脉
	垫好软枕，在穿刺点上方 6 cm 处扎止血带，常规消毒皮肤，直径 5 cm 以上，待干
	再次核对，再次排气

续表 25-1

操作步骤	要点说明
4. 静脉输液	嘱患者轻握拳,取下护针帽,左手绷紧皮肤,右手持针,斜面向上以 15°~30°角沿静脉走向进针,见回血后再放平针头进入少许
	一只手固定针柄,另一只手松止血带、松调节器,嘱患者松拳,滴入通畅固定
	调节滴速,一般成人 40~60 滴/min,儿童 20~40 滴/min
	最后核对
	取回止血带,整理患者及床单位,交代注意事项,呼叫器放患者易取处
	整理用物,七步洗手,填写并挂好输液巡视卡
	全部药物滴完后揭去胶布,关闭调节器,轻压穿刺点快速拔针,按压至无出血
	助患者取舒适体位,整理、洗手、记录

【注意事项】

1. 严格执行查对制度和无菌操作原则。
2. 抽吸药液手法正确,严禁污染;配制皮试液应每次摇匀,确保药量准确。
3. 皮试前做好评估,如有过敏史不能做皮试,应和医生联系更换药物。
4. 皮试液应现用现配,皮试前备齐抢救药物。
5. 皮内注射部位忌用含碘消毒剂消毒,注射部位不可按揉,以防影响结果观察。
6. 皮试后密切观察患者反应。
7. 根据病情有计划地安排输液顺序,如需加药,应合理安排,并注意配伍禁忌。
8. 需长期输液者,从远端小静脉开始,注意保护和合理使用静脉。
9. 输液前应排尽空气,注意及时换药或拔针,以免造成空气栓塞。
10. 输液过程中应加强巡视,严密观察,并耐心听取患者主诉,发现问题及时处理,及时记录。

【评分标准】

见表 25-2。

表 25-2 给药术评分标准

项目	内容	分值	扣分标准	扣分
基本要求(5 分)	仪表、举止	2		
	礼貌称呼、自我介绍	3	未礼貌称呼或自我介绍扣 1.5 分	
健康评估(10 分)	病情、意识、心理状态、合作程度等(口述)	2	缺一项扣 0.5 分	
	皮肤情况、肢体活动度、静脉血管情况、心肺功能	2	未查全扣	
	与患者沟通时态度和蔼,符合病情特点	4	不符合病情扣 2 分,其余未做到扣 1 分	
	关注患者心理反应	2		

续表 25-2

项目			内容	分值	扣分标准	扣分
技能操作(60分)	计划与准备	洗手、戴口罩		2	忘洗或忘戴扣完,补做扣1分	
		按要求备齐用物		4	缺一项全扣	
		核对治疗单,查对消毒液、棉签、注射器、输液器、药物等		4	漏查一项扣1分	
技能操作(60分)	给药	皮试液配制	以每毫升皮试液含先锋霉素Ⅵ 0.5 g为标准(口述)	2		
			先锋霉素0.5g加生理盐水2 mL	2	抽吸药方法不正确扣1分	
			取上液0.2 mL加生理盐水至1 mL	2	抽吸药方法不正确,未摇匀,各扣1分	
			取上液0.1 mL加生理盐水至1 mL	2	抽吸药方法不正确,未摇匀,各扣1分	
			取上液0.1 mL加生理盐水至1 mL	2	抽吸药方法不正确,未摇匀,各扣1分	
		皮试	核对患者,询问三史,消毒皮肤	3		
			针头斜面向上和皮肤呈5°角进针	2		
			推注药液0.1 mL,局部隆起成皮丘	1		
			再次核对,记录时间,交代注意事项,20 min后判断结果并记录	4		
		静脉输液	填写并贴瓶签,加药,将输液器插入瓶塞	4	违反无菌操作扣2分	
			核对患者,选择静脉,备输液贴,第一次排气	2		
			扎止血带,常规消毒皮肤,再次排气	2	消毒不严格扣1分	
			再次核对,静脉穿刺,穿刺成功后三松	3	两次穿刺失败,停止操作,后面全扣	
			固定,调节滴速,填写观察卡,交代注意事项	2		
			输液完毕,拔针,迅速按压	1		
	操作后	安置体位,询问需要,感谢配合		2		
		整理衣被,分类处理用物,洗手		4		
		记录情况		2		
	全程	操作过程中注重观察、查对		4	查对不全扣1分	
		保持与患者沟通:解释、询问		4	未沟通全扣,沟通不足扣2分	

续表 25-2

项目	内容	分值	扣分标准	扣分
健康教育（10 分）	教会患者正确配合方式及相关注意事项	6		
	根据病情予以针对性指导	4	缺针对性扣 2 分，遗漏要点扣 2 分	
人文关怀（10 分）	为患者安置舒适正确体位	3	未做到全扣	
	尊重患者，关注患者感受，满足需要	4	未做到全扣	
	与患者或家属有效沟通	3	未沟通全扣，无针对性酌情扣分	
总体评价（5 分）	无菌操作、职业防护	3	违反无菌操作，扣完	
	动作娴熟，在规定时间内完成	2	超时停止操作，扣完	

（袁凤娟）

实训二十六

急危重症患者抢救技术

【实例与思考】

患者张某,男性,58 岁,咳嗽、痰多、呼吸困难。诊断为慢性肺源性心脏病。护士巡视病房,发现患者意识丧失、大动脉搏动消失。此时护士应采取哪些护理措施?

【目的】

1. 抢救突然发生的呼吸、心搏骤停患者。恢复患者的循环呼吸功能和意识,保证重要脏器的血液供应。

2. 清除呼吸道分泌物,保持呼吸道通畅。保证有效呼吸,预防肺部并发症。

3. 纠正患者缺氧状态,提高动脉血氧分压和动脉血氧饱和度,增加动脉血氧含量。

4. 促进组织新陈代谢,维持机体生命活动。

【评估】

1. 患者　患者的年龄、性别,快速评估是否为危重病情。患者病情,意识,治疗情况,呼吸道分泌物的量、黏稠度、部位,心理状态,合作程度。

2. 环境　温湿度、光线、安静、整洁度,有无电源,有无危险因素。

【准备】

1. 环境准备　温湿度适宜、光线充足、安静、整洁,无危险因素存在,电源方便,有利于抢救。

2. 护士准备　着装整洁、修剪指甲、洗手、戴口罩。

3. 患者准备　了解吸痰、吸氧的目的、方法、注意事项及配合要点。

4. 用物准备

(1)复苏用物:纱布 2 块、弯盘 2 个、手电筒、血压计、听诊器、除颤器。

(2)吸痰用物:电动吸引器或中心负压吸引装置一套及电源。治疗盘内盛无菌治疗碗 2 个(内盛生理盐水)、一次性吸痰管数根、一次性治疗巾、无菌持物镊及容器 1 套、一次性手套、弯盘、治疗碗内放无菌纱布,必要时备压舌板、开口器、舌钳。

(3)吸氧用物:治疗碗(内盛冷开水)、纱布、弯盘、鼻氧管、氧气装置、湿化瓶、棉签、胶布、用氧记录单。

(4)其他:快速手消毒剂、治疗卡、秒表、记录笔、医疗垃圾桶、生活垃圾桶。

【操作流程】

见表 26-1。

表 26-1 急危重症患者抢救技术操作流程

操作步骤	要点说明
1. 心肺复苏	判断意识、呼吸、大动脉搏动，报告结果
	确认患者意识丧失，立即呼叫
	将患者安置于硬板床，取仰卧位
	去枕，头、颈、躯干在同一轴线上
	双手放于两侧，身体无扭曲（口述）
	解开衣领、腰带，暴露患者胸腹部
	按压部位：胸骨中下 1/3 交界处
	按压方法：两只手掌根部重叠，手指翘起不接触胸壁，上半身前倾，两臂伸直，垂直向下用力
	按压幅度：胸骨下陷 5 ~ 6 cm
	按压频率：100 ~ 120 次/min
	检查口腔，清除口腔异物
	取出活动义齿（口述）
	判断颈部有无损伤，根据不同情况采取合适方法开放气道
	用口唇把患者的口完全罩住，进行缓慢人工通气
	吹气毕，观察胸廓情况
	按压与人工呼吸之比为 30∶2，连续 5 个循环
	操作 5 个循环后，判断并报告复苏效果
	颈动脉恢复搏动
	自主呼吸恢复
	散大的瞳孔缩小，对光反射存在
	平均动脉血压大于 60 mmHg（体现测血压动作）
	面色、口唇、甲床和皮肤色泽转红
	整理用物
	七步洗手
	记录患者病情变化和抢救情况

续表 26-1

操作步骤	要点说明
2. 吸痰	备齐用物推至床旁，核对患者，解释目的，取得合作
	连接吸引器各部件，接通电源，打开开关，检查吸引器性能
	一般成人吸痰负压为 40.0～53.3 kPa，小儿应小于 40.0 kPa
	气管切开者负压调至 13.3～16.0 kPa（100～120 mmHg），不超过 16.0 kPa
	将患者头转向操作者一侧，嘱患者张口，昏迷患者可用开口器将口启开
	有义齿者取下，舌后坠者用舌钳将舌拉出
	连接吸痰管，将吸痰管插入生理盐水中试吸，检查吸痰管是否通畅
	护士一只手反折吸痰管末端，另一只手用无菌持物镊夹持其前端，插入口咽部，放松折叠处，吸净口咽部分泌物
	更换吸痰管，在患者吸气时顺势将吸痰管插入气管（一般插入 9～15 cm），吸出气管内分泌物
	吸痰动作要轻柔，吸痰管左右旋转，向上提拉
	每次吸痰管退出后，立即抽吸生理盐水冲洗，以免被分泌物堵塞
	吸痰结束，关闭吸引器开关，取下吸痰管置污物袋内，将吸引管插入消毒液瓶内备用
	擦净患者口鼻及面部，安置体位，整理床单位，清理用物，洗手
	记录吸痰时间，痰液性状、量，患者呼吸情况等
3. 吸氧	携用物至床旁，核对
	向患者解释操作的目的、方法及其作用
	用棉签清洁患者鼻孔
	将氧气表与供氧装置接通后，装湿化瓶，连接鼻导管
	按医嘱调节氧流量
	检查导管是否通畅
	鼻导管插入患者鼻孔，并进行固定
	观察并记录
	取下鼻导管，关流量表
	卸下湿化瓶，同时将氧气表卸下
	整理用物
	七步洗手
	记录

【注意事项】

1. 应就地争分夺秒进行抢救，避免搬动。

2. 按压部位要正确，按压频率和力度要符合要求，每次按压后要让胸廓充分回弹，以保证心脏得到充分的血液回流。按压时肩、肘在一条直线上，并与患者的身体长轴垂直，按压时掌根不能离开胸膛。

3. 每 5 个循环为一个周期，如评估复苏未成功则继续进行 CPR，评估时间不超过 10 s，如交换按压者应在 5 s 内完成。

4. 除颤时尽量使胸壁与电极板紧密接触，操作者或其他人不可与患者身体接触，尽量缩短因除颤而中断的胸外按压时间，电击后立即从胸外按压开始复苏。

5. 吸痰应时注意无菌操作，吸痰动作要轻柔迅速，减少对气管壁的损伤。

6. 吸痰前应深呼吸 3 ~5 次，使用呼吸机者需过度通气 2 ~3 min，以提高肺泡内氧分压，然后快速、准确、轻柔地用吸痰管抽吸分泌物。禁忌将痰管上下提插。一次吸痰时间不超过 15 s。

7. 吸痰管一定要达到气管深处才能启动吸引器，或者启动吸引器时，用手将吸痰管与玻璃接头处反折，使之不漏气，将吸痰管伸入气管达一定深度再放开吸痰。

8. 注意用氧安全，严格遵守操作规程，切实做好“四防”，即防火、防震，防油、防热。

9. 患者吸氧过程中，需要调节氧流量时，应当先将患者鼻导管取下，调节好氧流量后，再与患者连接。停止吸氧时，先取下鼻导管，再关流量表。

10. 湿化瓶每次用后均须清洗、消毒。氧气筒内氧气不可用尽，压力表上指针降至 5 kg/cm^2 时，即不可再用。对未用或已用空的氧气筒应分别放置并挂“满”或“空”的标记，以免急用时搬错而影响抢救工作。

【评分标准】

见表 26-2。

表 26-2 急危重症患者抢救技术评分标准

项目	内容	分值	扣分标准	扣分
基本要求（5 分）	仪表、举止	2		
	礼貌称呼、自我介绍	3	未礼貌称呼或自我介绍扣 1.5 分	
健康评估（10 分）	患者的年龄、性别，快速评估是否为危重病情	2	缺一项扣 0.5 分，测颈动脉部位不正确扣 1 分	
	病情、意识、心理状态、合作程度等（口述）	2	未查全扣	
	与患者沟通时，态度和蔼，符合病情特点	4	不符合病情扣 2 分，其余未做到扣 1 分	
	关注患者心理反应	2		

续表 26-2

项目	内容		分值	扣分标准	扣分
技能操作(60分)	计划与准备	洗手、戴口罩	2	忘洗或忘戴扣完,补做扣1分	
		按要求备齐用物	2	缺一项全扣	
		核对治疗卡,查对棉签等无菌用物	2	漏查一项扣1分	
		连接负压吸引装置,并检查性能	2		
		吹尘、装表、接湿化瓶、连鼻氧管、检查氧气通畅性、无漏气、关流量开关	4		
技能操作(60分)	心肺复苏	呼救、安置心肺复苏体位	2		
		胸外心脏按压	3	部位、深度、频率一项不对全扣	
		开放气道、人工呼吸	3	方法、时间、潮气量、频率一项不对全扣	
		除颤	1	位置不正确全扣	
		检查复苏效果	1		
	吸痰	核对、解释,调节负压(成人40.0~53.3 kPa,小儿低于40 kPa)	2		
		助患者头偏向操作者,铺治疗巾,放弯盘,检查口腔(取下义齿)、鼻腔	2		
		戴手套、连吸痰管、试吸	2		
		先吸口咽再吸气管内分泌物,每吸一次用生理盐水冲净吸痰管。如为气管插管或气管切开应先吸气管,每吸一次更换吸痰管 每次吸痰时间<15 s	3	顺序错误全扣	
		吸毕,用纱布擦净面部,脱手套	1		
	吸氧	检查并清洁鼻腔	2		
		调流量、鼻氧管置水中试通畅、插管、固定	4	流量和病情不符或不准确扣2分,先插管后调流量全扣	
		记录并挂上用氧记录单、交代用氧注意事项	2		
		停氧时拔管、擦净面部、关总开关、放尽余气、关流量开关	3	先停氧再拔管全扣	
		卸表	1		
	操作后	安置体位,询问需要,感谢配合	2		
		整理衣被,分类处理用物,洗手	4		
		记录情况	2		
	全程	操作过程中注重观察、查对	4	查对不全扣1分	
		保持与患者沟通;解释、询问	4	未沟通全扣,沟通不足扣2分	

续表 26-2

项目	内容	分值	扣分标准	扣分
健康教育（10分）	教会患者正确配合方式及相关注意事项	6		
	根据病情予以针对性指导	4	缺针对性扣2分，遗漏要点扣2分	
人文关怀（10分）	为患者安置舒适正确体位	3	未做到全扣	
	尊重患者，关注患者感受，满足需要	4	未做到全扣	
	与患者或家属有效沟通	3	未沟通全扣，无针对性酌情扣分	
总体评价（5分）	无菌操作、职业防护	3	违反无菌操作，扣完	
	动作娴熟，在规定时间内完成	2	超时停止操作，扣完	

（王继红）

附　录

静脉治疗护理技术操作规范

1　范围

本标准规定了静脉治疗护理技术操作的要求。

本标准适用于全国各级各类医疗机构从事静脉治疗护理技术操作的医务人员。

2　规范性引用文件

下列文件对于本文件的应用是必不可少的。凡是注日期的引用文件，仅注日期的版本适用于本文件。凡是不注日期的引用文件其最新版本(包括所有的修改单)适用于本文件。

GBZ/T 213 血源性病原体职业接触防护导则

WS/T 313 医务人员手卫生规范

3　术语和定义

下列术语和定义适用于本文件。

3.1　静脉治疗 infusion therapy

将各种药物(包括血液制品)以及血液，通过静脉注入血液循环的治疗方法，包括静脉注射、静脉输液和静脉输血；常用工具包括：注射器、输液(血)器、一次性静脉输液钢针、外周静脉留置针、中心静脉导管、经外周静脉置入中心静脉导管、输液港以及输液附加装置等。

3.2　中心静脉导管 central venous catheter

经锁骨下静脉、颈内静脉、股静脉置管，尖端位于上腔静脉或下腔静脉的导管。

3.3　经外周静脉置入中心静脉导管 peripherally inserted central catheter

经上肢贵要静脉、肘正中静脉、头静脉、肱静脉、颈外静脉(新生儿还可通过下肢大隐静脉、头部颞静脉、耳后静脉等)穿刺置管，尖端位于上腔静脉或下腔静脉的导管。

3.4　输液港 implantable venous access port

完全植入人体内的闭合输液装置，包括尖端位于上腔静脉的导管部分及埋植于皮下的注射座。

3.5　无菌技术 aseptic technique

在执行医疗、护理操作过程中，防止一切微生物侵入机体，保持无菌物品及无菌区域不被污染的技术。

3.6　导管相关性血流感染 catheter related blood stream infection

带有血管内导管或者拔除放管内导管 48 h 内的患者出现菌血症或真菌血症，并伴有发热(体温≥38 ℃)、寒战或低血压等感染表现，除血管导管外没有其他明确的感染源。

实验室微生物学检查显示:外周静脉血培养细菌或真菌阳性;或者从导管段和外周血培养出相同种类、相同药敏结果的致病菌。

3.7 药物渗出 infiltration of drug

静脉输液过程中,非腐蚀性药液进入静脉管腔以外的周围组织。

3.8 药物外渗 extravasation of drug

静脉输液过程中,腐蚀性药液进入静脉管腔以外的周围组织。

3.9 药物外溢 spill of drug

在药物配置及使用过程中药物意外溢出暴露于环境中,如皮肤表面、台面、地面等。

4 缩略语

下列缩略语适用于本文件。

CVC:中心静脉导管(central venous catheter)

PICC:经外周静脉置入中心静脉导管(peripherally inserted central catheter)

PN:肠外营养(parenteral nutrition)

PORT:输液港(implantable venous access port)

PVC:外周静脉导管(peripheral venous catheter)

5 基本要求

5.1 静脉药物的配置和使用应在洁净的环境中完成。

5.2 实施静脉治疗护理技术操作的医务人员应为注册护士、医师和乡村医生,并应定期进行静脉治疗所必需的专业知识及技能培训。

5.3 PICC 置管操作应由经过 PICC 专业知识与技能培训、考核合格且有 5 年及以上临床工作经验的操作者完成。

5.4 应对患者和照顾者进行静脉治疗、导管使用及维护等相关知识的教育。

6 操作程序

6.1 基本原则

6.1.1 所有操作应执行查对制度并对患者进行两种以上方式的身份识别,询问过敏史。

6.1.2 穿刺针、导管、注射器、输液(血)器及输液附加装置等应一人一用一灭菌,一次性使用的医疗器具不应重复使用。

6.1.3 易发血源性病原体职业暴露的高危病区宜选用一次性安全型注射和输液装置。

6.1.4 静脉注射、静脉输液、静脉输血及静脉导管穿刺和维护应遵循无菌技术操作原则。

6.1.5 操作前后应执行 WS/T 313 规定,不应以戴手套取代手卫生。

6.1.6 置入 PVC 时宜使用清洁手套,置入 PICC 时宜遵守最大无菌屏障原则。

6.1.7 PICC 穿刺以及 PICC、CVC、PORT 维护时,宜使用专用护理包。

6.1.8 穿刺及维护时应选择合格的皮肤消毒剂,宜选用 2% 葡萄糖酸氯己定乙醇溶液(年龄≤2 个月的婴儿慎用)、有效碘浓度不低于 0.5% 的碘伏或 2% 碘酊溶液和 75%

酒精。

6.1.9　消毒时应以穿刺点为中心擦拭，至少消毒两遍或遵循消毒剂使用说明书，待自然干燥后方可穿刺。

6.1.10　置管部位不应接触丙酮、乙醚等有机溶剂，不宜在穿刺部位使用抗菌油膏。

6.2　操作前评估

6.2.1　评估患者的年龄、病情、过敏史、静脉治疗方案、药物性质等，选择合适的输注途径和静脉治疗工具。

6.2.2　评估穿刺部位皮肤情况和静脉条件，在满足治疗需要的情况下，尽量选择较细、较短的导管。

6.2.3　一次性静脉输液钢针宜用于短期或单次给药，腐蚀性药物不应使用一次性静脉输液钢针。

6.2.4　外周静脉留置针宜用于短期静脉输液治疗，不宜用于腐蚀性药物等持续性静脉输注。

6.2.5　PICC 宜用于中长期静脉治疗，可用于任何性质的药物输注，不应用于高压注射泵注射造影剂和血流动力学监测（耐高压导管除外）。

6.2.6　CVC 可用于任何性质的药物输注、血流动力学的监测，不应用于高压注射泵注射造影剂（耐高压导管除外）。

6.2.7　PORT 可用于任何性质的药物输注，不应使用高压注射泵注射造影剂（耐高压导管除外）。

6.3　穿刺

6.3.1　PVC 穿刺

6.3.1.1　包括一次性静脉输液钢针穿刺和外周静脉留置针穿刺。

6.3.1.2　PVC 穿刺应按以下步骤进行：

a）取舒适体位，解释说明穿刺目的及注意事项；

b）选择穿刺静脉，皮肤消毒；

c）穿刺点上方扎止血带，绷紧皮肤穿刺进针，见回血后可再次进入少许；

d）如为外周静脉留置针则固定针芯，送外套管入静脉，退出针芯，松止血带；

e）选择透明或纱布类无菌敷料固定穿刺针，敷料外应注明日期、操作者签名。

6.3.1.3　PVC 穿刺时应注意以下事项：

a）宜选择上肢静脉作为穿刺部位，避开静脉瓣、关节部位以及有疤痕、炎症、硬结等处的静脉；

b）成年人不宜选择下肢静脉进行穿刺；

c）小儿不宜首选头皮静脉；

d）接受乳房根治术和腋下淋巴结清扫术的患者应选健侧肢体进行穿刺，有血栓史和血管手术史的静脉不应进行置管；

e）一次性静脉输液钢针穿刺处的皮肤消毒范围直径应≥5 cm，外周静脉留置针穿刺处的皮肤消毒范围直径应≥8 cm，应待消毒液自然干燥后再进行穿刺；

f）应告知患者穿刺部位出现肿胀、疼痛等异常不适时，及时告知医务人员。

6.3.2　PICC 穿刺

6.3.2.1　PICC 穿刺应按以下步骤进行：

a)核对确认置管医嘱，查看相关化验报告；

b)确认已签署置管知情同意书；

c)取舒适体位，测量置管侧的臂围和预置管长度，手臂外展与躯干成 45°～90°，对患者需要配合的动作进行指导；

d)以穿刺点为中心消毒皮肤，直径≥20 cm，铺巾，建立最大化无菌屏障；

e)用生理盐水预冲导管，检查导管完整性；

f)在穿刺点上方扎止血带，按需要进行穿刺点局部浸润麻醉，实施静脉穿刺，见回血后降低角度，进针少许，固定针芯，送入外套管，退出针芯，将导管均匀缓慢送入至预测量的刻度；

g)抽回血，确认导管位于静脉内，冲封管后应选择透明或纱布类无菌敷料固定导管，敷料外应注明日期、操作者签名；

h)通过 X 射线片确定导管尖端位置；

i)应记录穿刺静脉、穿刺日期、导管刻度、导管尖端位置等，测量双侧上臂臂围并与置管前对照。

6.3.2.2　PICC 穿刺时应注意以下事项：

a)接受乳房根治术或腋下淋巴结清扫的术侧肢体、锁骨下淋巴结肿大或有肿块侧、安装起搏器侧不宜进行同侧置管，患有上腔静脉压迫综合征的患者不宜进行置管；

b)宜选择肘部或上臂静脉作为穿刺部位，避开肘窝、感染及有损伤的部位；新生儿还可选择下肢静脉、头部静脉和颈部静脉；

c)有血栓史、血管手术史的静脉不应进行置管；放疗部位不宜进行置管。

6.4　应用

6.4.1　静脉注射

6.4.1.1　应根据药物及病情选择适当推注速度。

6.4.1.2　注射过程中，应注意患者的用药反应。

6.4.1.3　推注刺激性、腐蚀性药物过程中，应注意观察回血情况，确保导管在静脉管腔内。

6.4.2　静脉输液

6.4.2.1　应根据药物及病情调节滴速。

6.4.2.2　输液过程中，应定时巡视、观察患者有无输液反应，穿刺部位有无红、肿、热、痛、渗出等表现。

6.4.2.3　输入刺激性、腐蚀性药物过程中，应注意观察回血情况，确保导管在静脉内。

6.4.3　PN

6.4.3.1　宜由经培训的医护人员在层流室或超净台内进行配制。

6.4.3.2　配好的 PN 标签上应注明科室、病案号、床号、姓名、药物的名称、剂量、配制日期和时间。

6.4.3.3 宜现用现配,应在 24 h 内输注完毕。

6.4.3.4 如需存放,应置于 4 ℃冰箱内,并应复温后再输注。

6.4.3.5 输注前应检查有无悬浮物或沉淀,并注明开始输注的日期及时间。

6.4.3.6 应使用单独输液器匀速输注。

6.4.3.7 单独输注脂肪乳剂时,输注时间应严格遵照药物说明书。

6.4.3.8 在输注的 PN 中不应添加任何药物。

6.4.3.9 应注意观察患者对 PN 的反应,及时处理并发症并记录。

6.4.4 密闭式输血

6.4.4.1 输血前应了解患者血型、输血史及不良反应史。

6.4.4.2 输血前和床旁输血时应分别双人核对输血信息,无误后才可输注。

6.4.4.3 输血起始速度宜慢,应观察 15 min 无不适后再根据患者病情、年龄及输注血液制品的成分调节滴速。

6.4.4.4 血液制品不应加热,不应随意加入其他药物。

6.4.4.5 全血、成分血和其他血液制品应从血库取出后 30 min 内输注,1 个单位的全血或成分血应在 4 h 内输完。

6.4.4.6 输血过程中应对患者进行监测。

6.4.4.7 输血完毕应记录,空血袋应低温保存 24 h。

6.5 静脉导管的维护

6.5.1 冲管及封管

6.5.1.1 经 PVC 输注药物前宜通过输入生理盐水确定导管在静脉内;经 PICC、CVC、PORT 输注药物前宜通过回抽血液来确定导管在静脉内。

6.5.1.2 PICC、CVC、PORT 的冲管和封管应使用 10 mL 及以上注射器或一次性专用冲洗装置。

6.5.1.3 给药前后宜用生理盐水脉冲式冲洗导管,如果遇到阻力或者抽吸无回血,应进一步确定导管的通畅性,不应强行冲洗导管。

6.5.1.4 输液完毕应用导管容积如延长管容积 2 倍的生理盐水或肝素盐水正压封管。

6.5.1.5 肝素盐水的浓度:PORT 可用 100 U/mL,PICC 及 CVC 可用 0 ~ 10 U/mL。

6.5.1.6 连接 PORT 时应使用专用的无损伤针穿刺,持续输液时无损伤针应每 7 d 更换一次。

6.5.1.7 PORT 在治疗间歇期应至少每 4 周维护一次。

6.5.1.8 PICC 导管在治疗间歇期间应至少每周维护一次。

6.5.2 敷料的更换

6.5.2.1 应每日观察穿刺点及周围皮肤的完整性。

6.5.2.2 无菌透明敷料应至少每 7 d 更换一次,无菌纱布敷料应至少每 2 d 更换一次;若穿刺部位发生渗液、渗血时应及时更换辅料;穿刺部位的敷料发生松动、污染等完整性受损时应立即更换。

6.6　输液(血)器及输液附加装置的使用

6.6.1　输注药品说明书所规定的避光药物时,应使用避光输液器。

6.6.2　输注脂肪乳剂、化疗药物以及中药制剂时宜使用精密过滤输液器。

6.6.3　输注的两种不同药物间有配伍禁忌时,在前一种药物输注结束后,应冲洗或更换输液器,并冲洗导管,再接下一种药物继续输注。

6.6.4　使用输血器时,输血后应用无菌生理盐水冲洗输血管道;连续输入不同供血者的血液时,应在前一袋血输尽后,用无菌生理盐水冲洗输血器,再接下一袋血继续输注。

6.6.5　输液附加装置包括三通、延长管、肝素帽、无针接头、过滤器等,应尽可能减少输液附加装置的使用。

6.6.6　输液附加装置宜选用螺旋接口,常规排气后与输液装置紧密连接。

6.6.7　经输液接头(或接口)进行输液及推注药液前,应使用消毒剂多方位擦拭各种接头(或接口)的横切面及外围。

6.7　输液(血)器及输液附加装置的更换

6.7.1　输液器应每 24 h 更换 1 次,如怀疑被污染或完整性受到破坏时,应立即更换。

6.7.2　用于输注全血、成分血或生物制剂的输血器宜 4 h 更换一次。

6.7.3　输液附加装置应和输液装置一并更换,在不使用时应保持密闭状态,其中任何一部分的完整性受损时都应及时更换。

6.7.4　外周静脉留置针附加的肝素帽或无针接头宜随外周静脉留置针一起更换;PICC、CVC、PORT 附加的肝素帽或无针接头应至少每 7 d 更换 1 次;肝素帽或无针接头内有血液残留、完整性受损或取下后,应立即更换。

6.8　导管的拔除

6.8.1　外周静脉留置针应 72 ~ 96 h 更换一次。

6.8.2　应监测静脉导管穿刺部位,并根据患者病情、导管类型、留置时间、并发症等因素进行评估,尽早拔除。

6.8.3　PICC 留置时间不宜超过 1 年或遵照产品使用说明书。

6.8.4　静脉导管拔除后应检查导管的完整性,PICC、CVC、PORT 还应保持穿刺点 24 h 密闭。

7　静脉治疗相关并发症处理原则

7.1　静脉炎

7.1.1　应拔除 PVC,可暂时保留 PICC;及时通知医师,给予对症处理。

7.1.2　将患肢抬高、制动,避免受压,必要时,应停止在患肢静脉输液。

7.1.3　应观察局部及全身情况的变化并记录。

7.2　药物渗出与药物外渗

7.2.1　应立即停止在原部位输液,抬高患肢,及时通知医师,给予对症处理。

7.2.2　观察渗出或外渗区域的皮肤颜色、温度、感觉等变化及关节活动和患肢远端血运情况并记录。

7.3 导管相关性静脉血栓形成

7.3.1 可疑导管相关性静脉血栓形成时,应抬高患肢并制动,不应热敷、按摩、压迫,立即通知医师对症处理并记录。

7.3.2 应观察置管侧肢体、肩部、颈部及胸部肿胀、疼痛、皮肤温度及颜色、出血倾向及功能活动情况。

7.4 导管堵塞

7.4.1 静脉导管堵塞时应分析堵塞原因,不应强行推注生理盐水。

7.4.2 确认导管堵塞时,PVC 应立即拔除。PICC、CVC、PORT 应遵医嘱及时处理并记录。

7.5 导管相关性血流感染

可疑导管相关性血流感染时,应立即停止输液,拔除 PVC,暂时保留 PICC、CVC、PORT,遵医嘱给予抽取血培养等处理并记录。

7.6 输液反应

7.6.1 发生输液反应时,应停止输液,更换药液及输液器,通知医师,给予对症处理,并保留原有药液及输液器。

7.6.2 应密切观察病情变化并记录。

7.7 输血反应

7.7.1 发生输血反应立即减慢或停止输血,更换输血器,用生理盐水维持静脉通畅,通知医生给予对症处理,保留余血及输血器并上报输血科。

7.7.2 应密切观察病情变化并记录。

8 职业防护

8.1 针刺伤防护

针刺伤防护操作按 GBZ/T 213 执行。

8.2 抗肿瘤药物防护

8.2.1 配制抗肿瘤药物的区域应为相对独立的空间,宜在Ⅱ级或Ⅲ级垂直层流生物安全柜内配制。

8.2.2 使用抗肿瘤药物的环境中可配备溢出包,内含防水隔离衣、一次性口罩、乳胶手套、面罩、护目镜、鞋套、吸水垫及垃圾袋等。

8.2.3 配药时操作者应戴双层手套(内层为 PVC 手套,外层为乳胶手套)、一次性口罩;宜穿防水、无絮状物材料制成、前部完全封闭的隔离衣;可佩戴护目镜;配药操作台面应垫以防渗透吸水垫,污染或操作结束时应及时更换。

8.2.4 给药时,操作者宜戴双层手套和一次性口罩:静脉给药时宜采用全密闭式输注系统。

8.2.5 所有抗肿瘤药物污染物品应丢弃在有毒性药物标识的容器中。

8.2.6 抗肿瘤药物外溢时按以下步骤进行处理:

a)操作者应穿戴个人防护用品;

b)应立即标明污染范围,粉剂药物外溢应使用湿纱布垫擦拭,水剂药物外溅应使用吸水纱布垫吸附,污染表面应使用清水清洗;

c)如药液不慎溅在皮肤或眼睛内,应立即用清水反复冲洗;

d)记录外溢药物名称、时间、溢出量、处理过程以及受污染的人员。

(刘玉华)

参考答案

实训一

一、1. D　2. D　3. E

二、1. A　2. D

三、1. C　2. C　3. B

四、D

五、1. E　2. A　3. E

实训二

1. E　2. C　3. D　4. E　5. D　6. C　7. C

实训三

1. A　2. D　3. E　4. C

实训四

一、1. B　2. E　3. A　4. D　5. C

二、1. A　2. D　3. B　4. E　5. B　6. B　7. B　8. A

三、1. B　2. C　3. E　4. D　5. C

实训五

1. D　2. E　3. B　4. C　5. C　6. A　7. A

实训六

1. E　2. C　3. D

实训七

1. D　2. D　3. D

实训八

1. B　2. C　3. D

实训九

1. A　2. E　3. B

实训十

1. C　2. E　3. C

实训十一

1. E　2. E

实训十二

1. E　2. A

实训十三

1. A　2. B　3. D　4. E

实训十四

1. E　2. C　3. C

实训十五

1. C　2. C　3. D

实训十六

1. D　2. B　3. E

实训十七

1. E　2. B　3. C　4. C　5. C　6. C　7. E

实训十八

1. C　2. C　3. B　4. C　5. D　6. E　7. E　8. C　9. D

实训十九

1. D　2. B　3. B

实训二十

1. A　2. B　3. C　4. A　5. C　6. A　7. E

实训二十一

1. D　2. A　3. D　4. A

实训二十二

1. A　2. C　3. C　4. C　5. E

参考文献

[1]叶旭春,吴菁.新编护理学基础实训与实习指导[M].北京:人民卫生出版社,2019.

[2]姜安丽,钱晓路.新编护理学基础[M].北京:人民卫生出版社,2018.

[3]丁炎明.临床基础护理技术操作规范[M].北京:人民卫生出版社,2015.

[4]王秦,陈健才.儿童智能病床设计[J].上海纺织科技,2020,48(3):105.

[5]高晓,唐玉茹.一种精神科病人麻醉术后保护床:CN213406657U[P].2021-06-11.

[6]李小童,史媛媛,安伦,等.病床高度对帕金森病人下床过程的生物力学影响[J].医用生物力学,2021,36(S1):457.

[7]段红霞,王秀梅,杨荣卓,等.改良式肩部约束带在妇科腹腔镜手术头低足高位摆放中的应用[J].护理研究,2018,32(14):2300-2301.

[8]彭飞.导尿管相关尿路感染防控最佳实践——《导管相关感染防控最佳护理实践专家共识》系列解读之一[J].上海护理,2019,19(6):1-4.

[9]张燕双.中药保留灌肠的临床应用及护理研究进展[J].天津护理,2018,26(2):244-246.

[10]陈弘洁,陈东.关于一次性注射器的相关研究进展[J].临床医药文献电子杂志,2018,5(67):191-192.

[11]周丽,张慧玲,张凯敏,等.提高护生皮内注射穿刺成功率的新进展[J].中国卫生产业,2016,13(19):73-75.

[12]吴婷婷,陆关珍.不同改良肌内注射法的临床研究进展[J].全科医学临床与教育,2019,17(10):921-923.